L'Infermiera

di

Allergia e Immunologia

La Guida completa

SILVIA REALI

Indice dei contenuti

« *L'allergologia e l'immunologia sono un po' come essere un detective specializzato nei misteri del corpo umano. L'allergologo rintraccia ciò che la fa starnutire, prudere e arrossire, mentre l'immunologo allena la squadra di difesa del corpo, assicurandosi che ogni cellula sia pronta a combattere gli invasori indesiderati. Insieme, si assicurano che non starnutisca troppo e che il suo scudo corporeo sia sempre in forma!* »

Capitolo 1

INTRODUZIONE ALLERGOLOGIA E IMMUNOLOGIA

Definizione e ruolo
Allergologia e immunologia

L'allergologia e l'immunologia sono due discipline mediche strettamente correlate, che si occupano rispettivamente dei meccanismi delle reazioni allergiche e delle funzioni del sistema immunitario. Il loro campo d'azione è vasto, in quanto comprende un'ampia gamma di manifestazioni cliniche, dalla semplice rinite stagionale alle immunodeficienze complesse, e quindi interessa una percentuale significativa della popolazione.

L'allergologia si occupa principalmente del modo in cui il nostro corpo reagisce in modo eccessivo a determinate sostanze, note come allergeni. Questi allergeni possono essere presenti nel nostro ambiente, come pollini, polvere o alimenti. La maggior parte delle persone può essere esposta a queste sostanze senza alcun problema, ma per altri questa esposizione scatena una reazione allergica. Questa ipersensibilità del sistema immunitario può manifestarsi con sintomi lievi come gli starnuti o gravi come lo shock anafilattico, una reazione potenzialmente fatale.

L'immunologia, invece, è dedicata allo studio del sistema immunitario, l'incredibile macchina di difesa che protegge il nostro corpo dalle infezioni. Si tratta di una complessa rete di cellule, tessuti e organi che lavorano insieme per individuare e neutralizzare agenti patogeni come batteri, virus e altre minacce. Tuttavia, quando questo sistema non funziona correttamente, che sia iperattivo o sottoattivo, può dare origine a una serie di malattie, dalle allergie alle immunodeficienze.

Il ruolo dell'Allergologia e Immunologia è quindi duplice. Da un lato, si tratta di identificare, diagnosticare e trattare le allergie, aiutando i pazienti a comprendere i loro fattori scatenanti e a gestire o evitare l'esposizione. Dall'altro lato, la specialità cerca di comprendere le disfunzioni del sistema immunitario, sia che si tratti di un'eccessiva reattività o di un'incapacità di proteggere l'organismo, e di attuare strategie per correggere queste anomalie.

L'allergologia e l'immunologia si trovano al crocevia di molte discipline mediche, offrendo una comprensione unica dell'interazione tra il nostro corpo e l'ambiente che ci circonda. Navigando in questo affascinante mondo di reazioni e difese, gli specialisti di questi settori svolgono un ruolo essenziale nel garantire che il nostro sistema immunitario funzioni in modo armonioso, proteggendo la nostra salute senza attaccare noi stessi.

L'importanza della specializzazione nella medicina moderna

La medicina moderna, con i suoi progressi tecnologici e scientifici, è all'avanguardia nella comprensione del corpo umano. Al centro di questa comprensione c'è l'Allergologia e l'Immunologia, una specialità che fa luce non solo sui meccanismi con cui il nostro corpo si difende, ma anche su come e perché reagisce in modo eccessivo a sostanze che per la maggior parte sono innocue.
Con le malattie allergiche in aumento come mai prima d'ora, l'allergia è più importante che mai. Secondo l'Organizzazione Mondiale della Sanità, centinaia di milioni di persone soffrono di allergie respiratorie e questo numero continua a crescere. Le ragioni di questo aumento sono ancora oggetto di un dibattito attivo, ma si sospetta che fattori come l'inquinamento, i cambiamenti nel nostro stile di vita, la dieta e persino l'eccessiva igiene giochino un ruolo. Le allergie non sono solo spiacevoli; possono compromettere seriamente la qualità della vita e, in casi estremi, essere fatali.

L'immunologia, nel frattempo, è la pietra miliare della nostra comprensione di molte malattie, dalle infezioni comuni alle malattie autoimmuni e al cancro. Con il recente sviluppo di terapie mirate, come l'immunoterapia per il trattamento del cancro, è chiaro che la manipolazione del sistema immunitario è una frontiera entusiasmante della medicina moderna. Inoltre, in un mondo in cui le malattie emergenti e riemergenti sono una preoccupazione costante, una solida comprensione dell'immunologia è essenziale per sviluppare strategie di prevenzione e trattamento efficaci.

La specialità svolge anche un ruolo cruciale nel campo delle vaccinazioni, uno degli interventi medici più trasformativi del nostro tempo. Dato che i dibattiti sulle vaccinazioni continuano ad agitare l'opinione pubblica, gli esperti in immunologia sono essenziali per demistificare i fatti, guidare la ricerca e garantire l'efficacia e la sicurezza dei vaccini.

L'allergologia e l'immunologia, in fin dei conti, non sono solo un'altra branca della medicina; sono intrinsecamente legate al modo in cui interagiamo con il nostro ambiente più ampio. Informano e sono informate da tutto, dall'ecologia alla sociologia, dalla biologia molecolare alla salute pubblica. Svelando i misteri del sistema immunitario e fornendo soluzioni alle sfide poste dalle allergie, questa specialità continua a plasmare la medicina moderna, promettendo progressi interessanti ed essenziali per la salute umana negli anni a venire.

Ruolo e responsabilità dell'infermiera in Allergologia e Immunologia

Nel dinamico e complesso campo medico dell'allergia e dell'immunologia, l'infermiera svolge un ruolo centrale.

Molto più che un semplice supporto al medico, sono spesso il primo punto di contatto per i pazienti, svolgendo un ruolo cruciale nella valutazione, nell'educazione e nella gestione generale.

- **Valutazione del paziente**: Quando i pazienti presentano i sintomi di un'allergia o di un'immunodeficienza, spesso è l'infermiera a svolgere la valutazione iniziale. Prende l'anamnesi, esegue i test preliminari e valuta la gravità e la natura dei sintomi. Questa valutazione iniziale è essenziale per guidare il trattamento successivo.
- **Somministrare test**: gli infermieri allergologi sono formati per eseguire test cutanei, misurare i livelli di immunoglobuline, somministrare test di provocazione e altre valutazioni specializzate che aiutano a determinare la causa sottostante dei sintomi di un paziente.
- **Educazione del paziente**: Uno dei ruoli più cruciali dell'infermiera è quello di educare i pazienti sulla loro condizione. Fornisce informazioni sulla natura delle allergie o dei disturbi immunitari, sui potenziali fattori scatenanti, su come prevenire l'esposizione e su come gestire una reazione allergica o una crisi immunitaria.
- **Somministrazione dei trattamenti**: Che si tratti di somministrare immunosoppressori, immunoglobuline o iniezioni di allergeni per l'immunoterapia, l'infermiera è spesso colei che gestisce direttamente i trattamenti. Deve essere esperta nella tecnica, garantendo al contempo la sicurezza e il comfort del paziente.
- **Monitoraggio del paziente**: Dopo la somministrazione di un trattamento, spesso i pazienti devono essere monitorati per eventuali reazioni. L'infermiera osserva i segni vitali, i sintomi di reazioni allergiche e qualsiasi altro effetto collaterale.

- **Collaborazione interdisciplinare**: l'infermiera di allergologia e immunologia lavora a stretto contatto con un team multidisciplinare di allergologi, immunologi, dietisti, assistenti sociali e altri professionisti della salute. Questa collaborazione assicura un'assistenza olistica al paziente.
- **Ricerca e aggiornamento delle conoscenze**: la medicina si evolve rapidamente e gli infermieri hanno la responsabilità di tenersi aggiornati sulle ultime ricerche, trattamenti e linee guida in allergologia e immunologia. Possono anche svolgere un ruolo attivo nella ricerca clinica.
- **Supporto emotivo**: di fronte a una diagnosi di allergia o di disturbo immunitario, molti pazienti provano ansia, frustrazione o paura. L'infermiera offre un sostegno emotivo, ascolta le preoccupazioni dei pazienti e li indirizza verso le risorse appropriate.
- **Gestione delle emergenze**: in caso di reazione allergica grave, come lo shock anafilattico, l'infermiera deve agire rapidamente per somministrare trattamenti di emergenza e stabilizzare il paziente.

Gli infermieri di allergologia e immunologia sono educatori, terapeuti, ricercatori e sostenitori. La sua posizione unica all'incrocio tra assistenza clinica, istruzione e ricerca la rende un pilastro indispensabile nella cura dei pazienti con allergie e disturbi immunitari.

Capitolo 2

ANATOMIA
E
FISIOLOGIA
SISTEMA
IMMUNITARIO

Componenti chiave sistema immunitario

Il sistema immunitario è una rete complessa e interconnessa di cellule, tessuti, organi e molecole che lavorano insieme per difendere l'organismo da agenti patogeni e altre minacce estranee. La sua capacità di distinguere il sé dal non sé è una meraviglia della biologia e si basa su diversi componenti chiave per svolgere le sue funzioni protettive.

- Cellule immunitarie :
    - **Linfociti** : Sono essenziali per la risposta immunitaria adattativa. I tipi principali sono i linfociti T (che possono uccidere direttamente le cellule infette o aiutare altre cellule immunitarie) e i linfociti B (che producono anticorpi).
    - **Fagociti** : Queste cellule "mangiano" gli invasori. Il macrofago è un fagocita ben noto, così come il neutrofilo.
    - **Cellule NK (Natural Killer)**: Sono in grado di uccidere direttamente alcune cellule infette o tumorali.
- **Anticorpi**: sono proteine speciali prodotte dai linfociti B in risposta a un antigene specifico. Si legano a questo antigene, contrassegnandolo per la distruzione o neutralizzando direttamente la sua funzione.
- Organi linfoidi :
    - **Midollo osseo**: è il luogo di nascita delle cellule del sangue, compresa la maggior parte delle cellule immunitarie.
    - **Il timo**: è qui che i linfociti T maturano.
    - **Linfonodi**: agiscono come filtri, catturando gli agenti patogeni ed esponendoli alle cellule immunitarie.

- **La milza**: filtra il sangue, esponendolo alle cellule immunitarie e distruggendo i globuli rossi vecchi.
- Barriere fisiche e chimiche :
    - **La pelle**: è la prima linea di difesa, che funge da barriera fisica.
    - **Membrane mucose**: presenti nelle vie respiratorie, digestive e genitourinarie, secernono muco che intrappola gli agenti patogeni.
    - **Enzimi digestivi**: nello stomaco, distruggono molti agenti patogeni che vengono ingeriti.
- **Citochine e chemochine**: sono proteine di segnalazione che modulano l'attività del sistema immunitario, promuovendo o inibendo varie risposte.
- **Il sistema del complemento**: si tratta di un insieme di proteine del sangue che, se attivate, possono perforare la membrana dei batteri e distruggerli.
- **Cellule dendritiche**: "presentano" frammenti di agenti patogeni ai linfociti T, svolgendo un ruolo essenziale nel collegare l'immunità innata e adattativa.

Il coordinamento di questi componenti consente al sistema immunitario di organizzare una difesa rapida contro le minacce (immunità innata), sviluppando al contempo una memoria immunitaria per le minacce incontrate in precedenza (immunità adattativa). È questa capacità di 'ricordare' che viene sfruttata quando utilizziamo i vaccini per prevenire le malattie. Nel magnifico balletto dell'immunità, ogni componente svolge un ruolo essenziale nel garantire la salute e il benessere dell'individuo.

Come funziona sistema immunitario

Il sistema immunitario è un prodigio di coordinazione e adattabilità. Protegge l'organismo da agenti patogeni come virus, batteri e parassiti, e anche dalle cellule tumorali. La sua capacità di distinguere tra ciò che appartiene al corpo (il self) e ciò che è estraneo (il non-self) è fondamentale per la sua funzione. Ecco come funziona:

- **Immunità innata**: si tratta della prima linea di difesa, che offre una risposta rapida ma non specifica contro gli invasori.
  - **Barriere fisiche**: la pelle e le membrane mucose impediscono agli agenti patogeni di entrare.
  - **Risposta infiammatoria**: in caso di lesione o infezione, la dilatazione dei vasi sanguigni consente a un maggior numero di globuli bianchi di raggiungere il sito, causando arrossamento, calore e gonfiore.
  - **Fagocitosi**: i fagociti, come i macrofagi, "mangiano" gli invasori.
  - **Proteine del complemento**: possono attaccare direttamente la membrana dell'agente patogeno o marcarlo per la fagocitosi.
- **Immunità adattativa**: richiede più tempo per svilupparsi, ma è specifica e ha una memoria immunitaria.
  - **Linfociti T**: una volta maturati nel timo, sono in grado di riconoscere antigeni specifici per mezzo di recettori. Alcuni, le cellule T citotossiche, distruggono direttamente le cellule infette, mentre le cellule T helper stimolano altre parti del sistema immunitario.
  - **Linfociti B**: dopo l'attivazione, si differenziano in plasmacellule che producono anticorpi

specifici per un antigene. Questi anticorpi possono neutralizzare o marcare il patogeno per la distruzione.

- **Memoria immunitaria**: dopo un'esposizione iniziale, i linfociti B e T della memoria vengono conservati. Se si incontra di nuovo lo stesso agente patogeno, la risposta è più rapida e più forte.
- Comunicazione e regolamentazione :
  - **Citochine**: queste proteine segnalano e coordinano l'attività tra diverse cellule immunitarie. Possono promuovere o inibire una risposta immunitaria.
  - **Cellule regolatorie**: alcune cellule, come i linfociti T regolatori, aiutano a modulare o a spegnere la risposta immunitaria per evitare danni ai tessuti sani.
- Riconoscimento del sé e del non sé:
  - **Complessi maggiori di istocompatibilità (MHC)**: queste proteine sulla superficie delle cellule visualizzano pezzi di antigene. La classe MHC I è presente su quasi tutte le cellule e mostra ciò che è "normale". La classe MHC II è presente su alcune cellule immunitarie e mostra gli antigeni estranei.
- Sorveglianza e difesa dal cancro:
  - **Immunità antitumorale**: il sistema immunitario riconosce e prende di mira le cellule anormali. Le cellule NK e i linfociti T citotossici svolgono un ruolo particolarmente importante nel riconoscere e distruggere le cellule tumorali.

Il sistema immunitario è una meraviglia di equilibrio: troppo attivo, può attaccare i tessuti dell'organismo, portando a malattie autoimmuni; non abbastanza attivo, lascia il corpo vulnerabile alle infezioni. Il suo corretto funzionamento è quindi essenziale per la nostra sopravvivenza.

Squilibri e immunodeficienza

Il sistema immunitario è essenziale per proteggere l'organismo dagli invasori estranei. Tuttavia, a volte può funzionare male, causando squilibri o malfunzionamenti. Queste anomalie possono rendere l'individuo più vulnerabile alle infezioni, innescare reazioni contro i propri tessuti o portare a un'ipersensibilità a sostanze generalmente innocue.

- Immunodeficienze :
  - **Immunodeficienze primarie**: queste patologie genetiche influenzano la capacità dell'organismo di combattere le infezioni. Esempi: carenza di IgA, agammaglobulinemia legata all'X.
  - **Immunodeficienze secondarie**: derivano da altre malattie o trattamenti medici. Per esempio, l'HIV/AIDS colpisce i linfociti T, mentre la chemioterapia o la terapia con corticosteroidi possono ridurre l'attività immunitaria.
- Malattie autoimmuni :
  - Queste condizioni si verificano quando il sistema immunitario attacca erroneamente le cellule e i tessuti dell'organismo. Alcuni esempi sono la sclerosi multipla (che colpisce il sistema nervoso), il lupus eritematoso sistemico (che colpisce diversi organi) o l'artrite reumatoide (che colpisce le articolazioni).
- Allergie:
  - Le reazioni allergiche si verificano quando il sistema immunitario reagisce in modo eccessivo a una sostanza normalmente innocua, chiamata allergene. Questo può portare a sintomi come orticaria, asma o, nei casi più gravi, shock anafilattico.

- Disturbi infiammatori :
    - A volte il sistema immunitario può causare un'infiammazione eccessiva o inappropriata, anche in assenza di infezioni o lesioni. Malattie come il morbo di Crohn o la colite ulcerosa ne sono un esempio.
- Tumori del sistema immunitario :
    - Questi tumori, come la leucemia e il linfoma, hanno origine nelle cellule del sistema immunitario stesso. Possono compromettere la funzione immunitaria e spesso richiedono un intervento medico aggressivo.
- Reazioni di rifiuto :
    - Dopo un trapianto di organi, il sistema immunitario del ricevente può riconoscere il nuovo organo come estraneo e attaccarlo, provocando il rigetto del trapianto. Gli immunosoppressori vengono quindi prescritti per ridurre questa reazione.
- Sindromi da attivazione immunitaria :
    - In alcuni casi, può verificarsi un' attivazione eccessiva e incontrollata del sistema immunitario, che porta a gravi sintomi sistemici. La sindrome da rilascio di citochine, talvolta osservata dopo alcune immunoterapie, ne è un esempio.

Questi squilibri e fallimenti dimostrano l'importanza cruciale di un sistema immunitario ben regolato. Il riconoscimento precoce e la gestione appropriata di queste condizioni sono essenziali per prevenire le complicazioni e migliorare la qualità di vita dei pazienti.

Capitolo 3

LE PRINCIPALI MALATTIE ALLERGICHE E IMMUNOLOGICHE

Allergie respiratorie

Le allergie respiratorie sono tra le condizioni allergiche più comuni. Esse derivano da una risposta immunitaria esagerata da parte dell'organismo agli allergeni presenti nell'aria che respiriamo. Possono interessare il tratto respiratorio superiore, come il naso, o il tratto respiratorio inferiore, come i bronchi.

- Cause delle allergie respiratorie :
    - **Polline**: I grani di polline di alberi, erbe e piante sono allergeni comuni.
    - **Acari della polvere**: queste piccole creature vivono nella polvere domestica e sono una delle principali cause di allergie respiratorie.
    - **Peli di animali**: le proteine presenti nella saliva, nell'urina e nella forfora degli animali possono causare reazioni allergiche.
    - **Muffa**: anche le spore della muffa presenti negli ambienti umidi sono potenziali allergeni.
    - **Scarafaggio**: Gli escrementi e le parti del corpo possono essere allergeni per alcune persone.
- Sintomi:
    - **Rinite allergica**: starnuti, prurito al naso, naso chiuso o che cola, occhi che lacrimano e prudono.
    - **Asma allergica**: tosse, respiro corto, respiro sibilante e oppressione toracica. Si tratta di un'infiammazione delle basse vie respiratorie in risposta a un allergene.
- Diagnosi :
    - **Test cutanei**: gli estratti di allergeni vengono applicati sulla pelle con una piccola puntura per determinare gli allergeni responsabili.

- **Esame del sangue (IgE specifiche):** Misura la quantità di anticorpi IgE prodotti in risposta a determinati allergeni.
- **Misurazione del flusso di picco espiratorio:** si usa per valutare la funzione polmonare nei soggetti affetti da asma.
- Trattamenti :
    - **Evitare gli allergeni:** il modo migliore per gestire un'allergia è evitare l'allergene. Ad esempio, utilizzando coperture anti acaro della polvere o limitando l'esposizione agli animali domestici.
    - **Farmaci sintomatici:** possono essere prescritti antistaminici, corticosteroidi nasali, broncodilatatori e altri.
    - **Immunoterapia (desensibilizzazione):** L'obiettivo è abituare gradualmente l'organismo all'allergene, per ridurre la gravità della reazione allergica.
- Prevenzione :
    - **Controllo ambientale:** riduca l'umidità per controllare la muffa, utilizzi depuratori d'aria ed eviti di dormire con le finestre aperte durante la stagione dei pollini.
    - **Educazione:** comprendere la propria allergia, sapere cosa la scatena e come evitarla.

Le allergie respiratorie, se non gestite in modo adeguato, possono influire in modo significativo sulla qualità di vita di una persona. Un approccio multidisciplinare, che coinvolge allergologi, pneumologi e, naturalmente, infermieri specializzati, è spesso necessario per garantire un trattamento ottimale.

Allergie alimentari e cutanee

Le allergie alimentari e cutanee sono manifestazioni comuni di una reattività immunitaria anomala a sostanze normalmente innocue. Possono variare in gravità, da un leggero prurito a reazioni pericolose per la vita.

- **Allergie alimentari :**
  - Cause:
    - Alcuni alimenti sono più frequentemente responsabili di allergie, come arachidi, latte vaccino, uova, pesce, crostacei, soia, grano e noci.
  - Sintomi:
    - Queste allergie possono causare prurito alla bocca, gonfiore alle labbra o alla gola, eruzioni cutanee, dolori addominali, diarrea, vomito e, nei casi più gravi, shock anafilattico.
  - Diagnosi:
    - Test cutaneo, esame del sangue per rilevare le IgE specifiche e test di provocazione orale sotto controllo medico.
  - Trattamenti:
    - Evitare rigorosamente l'allergene alimentare, gli antistaminici e gli autoiniettori di epinefrina per trattare le reazioni anafilattiche.

- **Allergie cutanee:**
- Dermatite da contatto:
    - Causato dal contatto diretto con un allergene (ad esempio, nichel, lattice, profumi, conservanti).
    - Sintomi: arrossamento, prurito, vesciche.

36

- Diagnosi: patch   test.
  - Trattamento: evitare l'allergene, creme corticosteroidi.
- Orticaria:
  - Eruzioni cutanee caratterizzate da chiazze rosse sollevate e pruriginose.
  - Può essere innescata da cibo, farmaci, punture di insetti o altri fattori.
- Diagnosi: anamnesi, test cutanei, esami del sangue.
- Trattamento: antistaminici, evitare i fattori scatenanti.
  - Dermatite atopica (eczema):
  - Malattia infiammatoria della pelle con una componente allergica.
- Sintomi: secchezza, arrossamento, prurito.
- Trattamento: idratazione intensa, creme corticosteroidi, evitare gli allergeni identificati.

- **Prevenzione ed educazione:**
  - La strategia   migliore per gestire le allergie è prevenire l'esposizione agli allergeni identificati.
  - L'educazione dei pazienti e di coloro che li circondano è fondamentale, soprattutto per quanto riguarda il riconoscimento dei primi segnali di una reazione allergica e la conoscenza di come intervenire, in particolare attraverso l'uso di un autoiniettore di epinefrina.

Sia le allergie alimentari che quelle cutanee richiedono una cura attenta e personalizzata. Gli infermieri svolgono un ruolo cruciale nell'educazione e nel monitoraggio dei pazienti e nell'attuazione di piani d'azione in caso di reazione allergica. La stretta collaborazione con gli allergologi e i dermatologi assicura un'assistenza ottimale e una migliore qualità di vita per i pazienti.

Carenze immunitarie
primario e secondario

Le carenze immunitarie rappresentano un gruppo eterogeneo di malattie derivanti da un'insufficienza del sistema immunitario, che può essere dovuta a fattori genetici o acquisiti. Queste carenze possono rendere gli individui più suscettibili alle infezioni, alle malattie autoimmuni e persino ai tumori.

- **Immunodeficienza primaria (PID):**
  - Definizione:
    - Le DIP sono disturbi ereditari o congeniti del sistema immunitario. In genere vengono diagnosticate nell'infanzia, ma alcune possono comparire solo in età adulta.
  - Tipi comuni :
    - Agranulocitosi congenita: carenza di neutrofili.
    - **Deficit di IgA**: mancanza di immunoglobuline A.
    - **Sindrome di DiGeorge:** assenza congenita del timo.
    - Sindrome da immunodeficienza combinata grave (SCID): Assenza di funzione delle cellule T e B.
  - Diagnosi:
    - Storia di infezioni, esami del sangue (dosaggio delle immunoglobuline, conta dei linfociti), test genetici.
  - Trattamento :
    - Profilassi antibiotica, immunoglobuline per via endovenosa o sottocutanea, trapianto di midollo osseo o di cellule staminali per alcuni tipi.

- **Immunodeficienza secondaria:**
  - Definizione:
    - Questi deficit non sono ereditari, ma derivano da una malattia o da una condizione esterna. Sono più comuni dei DIP.
  - Cause comuni:
    - Malattie (HIV, alcuni tipi di cancro, insufficienza renale), malnutrizione, invecchiamento, alcuni farmaci (corticosteroidi, immunosoppressori), trattamenti medici (chemioterapia, radioterapia).
  - Diagnosi:
    - Valutazione clinica, esami del sangue, identificazione della causa sottostante.
  - Trattamento :
    - Mirano alla causa sottostante (ad esempio, gli antiretrovirali per l'HIV), la profilassi contro le infezioni, le immunoglobuline, la regolazione dei farmaci causali.
- **Implicazioni per la pratica infermieristica:**
  - Valutazione :
    - Gli infermieri devono essere consapevoli dei segni e dei sintomi delle infezioni ricorrenti o atipiche.
  - Istruzione :
    - Informare i pazienti e le loro famiglie sulla prevenzione delle infezioni, sui segnali di allarme e sull'importanza di controlli medici regolari.
  - Gestione del trattamento :
    - Somministrazione di immunoglobuline, assistenza post-trapianto, gestione degli effetti collaterali dei farmaci.

- Supporto psicologico :
  - Le carenze immunitarie possono avere un impatto psicologico significativo, che richiede un supporto adeguato.

La comprensione delle carenze immunitarie è essenziale per gli operatori sanitari. Gli infermieri, in particolare, svolgono un ruolo chiave nella gestione, nell'educazione e nel sostegno dei pazienti che convivono con queste carenze. La collaborazione multidisciplinare con immunologi, ematologi e altri specialisti è fondamentale per fornire un'assistenza ottimale.

Malattie autoimmuni

Nel complesso mondo dell'immunologia, le malattie autoimmuni occupano un posto speciale. Esse derivano da un attacco inappropriato del sistema immunitario ai tessuti e agli organi normali dell'organismo, riconoscendoli come estranei. Questa disfunzione del sistema immunitario può portare a infiammazioni croniche e danni ai tessuti.

- Comprendere l'autoimmunità:
  - Definizione:
    - Le malattie autoimmuni si sviluppano quando l'organismo produce risposte immunitarie contro le proprie cellule, tessuti o organi.
  - Causa:
    - La causa esatta rimane sconosciuta, ma i fattori genetici, ambientali e ormonali sembrano avere un ruolo.
- Malattie autoimmuni comuni:
  - Artrite reumatoide :

- Colpisce le articolazioni, causando dolore, rigidità ed eventualmente deformità.
- Lupus eritematoso sistemico :
  - Può colpire la pelle, le articolazioni, i reni, il cuore e il sistema nervoso.
- Sclerosi multipla :
  - Colpisce il sistema nervoso centrale, con conseguente compromissione della mobilità, della vista e delle sensazioni.

- Diabete di tipo 1 :
  - Distruzione delle cellule beta del pancreas, con conseguente mancanza di insulina.
- Malattia di Hashimoto :
  - Attacco alla ghiandola tiroidea, spesso causa di ipotiroidismo.
- Diagnosi :
  - Si basa sui sintomi clinici, sugli esami del sangue (per gli anticorpi autoimmuni) e talvolta sulle biopsie.
- Trattamento :
  - Varia a seconda della malattia, ma in genere comprende immunosoppressori, antinfiammatori e altri trattamenti specifici per la malattia.
- Ruolo dell'Infermiera :
  - Valutazione :
    - Identificare i sintomi e le potenziali complicazioni, valutare il dolore e l'impatto funzionale.
  - Istruzione :
    - Informare i pazienti sulla loro malattia, sui farmaci, sugli effetti collaterali e sulle strategie di autocura.

- Gestione del trattamento :
    - Somministrazione di farmaci, monitoraggio degli effetti collaterali, cura delle aree interessate.
- Supporto psicosociale :
    - Vivere con una malattia autoimmune può essere stressante ed emotivamente difficile. L'infermiera svolge un ruolo chiave nel fornire supporto emotivo e consulenza.
- Prospettive e sfide :
    - Le malattie autoimmuni possono essere imprevedibili, con periodi di riacutizzazione e di remissione.
    - I trattamenti attuali mirano a controllare i sintomi e a ridurre l'infiammazione, ma possono avere effetti collaterali.
    - La ricerca continua a esplorare le cause sottostanti e a sviluppare nuovi trattamenti più mirati.

Le malattie autoimmuni sono un'area vasta e complessa della medicina che richiede una comprensione approfondita e una gestione attenta. L'Infermiera, lavorando con un team multidisciplinare, è al centro della gestione del paziente, fornendo l'assistenza, il supporto e l'educazione necessari per affrontare le sfide di queste condizioni.

Capitolo 4

TECNICHE DIAGNOSTICHE IN ALLERGOLOGIA E IMMUNOLOGIA

Storia ed esame clinico

L'anamnesi e l'esame clinico sono i pilastri fondamentali della valutazione medica. Nell'allergia e nell'immunologia, queste fasi sono cruciali per identificare i potenziali fattori scatenanti, comprendere la natura delle reazioni e fare una diagnosi precisa.

- **Storia del caso :**
    - Definizione:
        - L'anamnesi è l'arte di raccogliere la storia medica del paziente, prestando particolare attenzione ai sintomi, alla storia familiare, alle esposizioni e a qualsiasi altro fattore rilevante.
    - Importanza in Allergologia e Immunologia :
        - Identificazione delle potenziali esposizioni: cibo, farmaci, ambiente.
    - Cronologia dei sintomi: insorgenza, durata, gravità e fattori scatenanti o attenuanti.
        - Anamnesi personale e familiare: malattie autoimmuni o allergie in famiglia, vaccinazioni, infezioni frequenti.
    - Farmaci e trattamenti: Uso di antistaminici, corticosteroidi, episodi di ospedalizzazione.

- **Esame clinico :**
    - Ispezione:
        - Osservazioni della pelle (eruzioni cutanee, orticaria, eczema), degli occhi (congiuntivite allergica), del naso (rinite), della bocca e della gola.
    - Palpazione :
        - Controllo dei linfonodi, palpazione addominale (per rilevare eventuali splenomegalie o epatomegalie).
    - Auscultazione :

- Ascolto dei polmoni per rilevare il respiro affannoso o altre anomalie, auscultazione del cuore.
- Test specifici :
  - Test cutanei per individuare le allergie, test di funzionalità polmonare e altri esami pertinenti a seconda dei sintomi.
- Ruolo dell'Infermiera :
  - Preparazione del paziente :
    - Spiegare il processo, rassicurare il paziente, assicurarsi che il paziente sia nelle migliori condizioni possibili per l'esame (per esempio, evitare gli antistaminici prima di un test cutaneo).
  - Assistenza durante l'esame :
    - Assistere il medico preparando e somministrando i test, osservando la reazione del paziente e garantendo il comfort.
  - Istruzione :
    - Spiegare i risultati, istruendo il paziente sulla gestione dei sintomi, sui farmaci e sulle misure preventive.
  - Documentazione:
    - Prendere appunti dettagliati e precisi sui sintomi, sui risultati dei test e sulle raccomandazioni.

- **Sfide e considerazioni specifiche :**
  - La natura talvolta elusiva delle allergie o dei disturbi immunitari può richiedere visite ripetute e valutazioni approfondite.
  - I test allergici possono essere fastidiosi e richiedono un attento monitoraggio delle possibili reazioni.
  - Stabilire un rapporto di fiducia è essenziale per ottenere informazioni accurate e complete.

L'anamnesi e l'esame clinico sono fasi essenziali per fare una diagnosi in allergologia e immunologia. L'infermiera svolge un ruolo centrale in questo processo, facendo da tramite tra il paziente e il medico, facilitando l'esame e fornendo assistenza ed educazione essenziali. In questo campo, ogni dettaglio è importante e un'attenta valutazione può fare la differenza nella cura del paziente.

Test cutanei

Nel campo dell'allergologia, i test cutanei svolgono un ruolo predominante nell'identificazione degli allergeni responsabili dei sintomi del paziente. Sebbene semplici in apparenza, questi test richiedono una competenza precisa e un'interpretazione meticolosa.

- Principio dei test cutanei :
  - Introduzione :
    - I test cutanei prevedono l'esposizione della pelle a piccole quantità di potenziali allergeni per vedere se si verifica una reazione.
  - Metodologia :
    - Gli allergeni vengono generalmente applicati sull'avambraccio o sulla schiena del paziente, utilizzando una piccola lancetta che punge leggermente la pelle.
    - Una reazione positiva si manifesta generalmente con prurito, arrossamento o un rialzo della pelle simile a una puntura di zanzara.

- Tipi di test cutanei :
  - Prick test :
    - Le gocce contenenti gli allergeni vengono posizionate sulla pelle, seguite da una leggera puntura attraverso la goccia.
  - Test intradermico :
    - Una piccola quantità di allergene viene iniettata appena sotto la superficie della pelle.
  - Patch test :
    - Gli allergeni vengono applicati in cerotti che vengono poi fissati sulla pelle, di solito per 24-48 ore.
- Ruolo dell'Infermiera :
  - Preparazione del paziente :
    - Informare il paziente sulle modalità di esecuzione del test e assicurarsi che il paziente abbia evitato qualsiasi farmaco che possa interferire con il test, come gli antistaminici.
  - Esecuzione del test :
    - Applicare gli allergeni con attenzione e in un ordine specifico, e monitorare la reazione del paziente durante e dopo il test.
  - Istruzione e consulenza :
    - Spiega i risultati, consiglia la gestione delle allergie identificate e fornisce raccomandazioni per evitare gli allergeni in questione.
- Interpretazione e limiti:
  - Una reazione positiva indica che il paziente è probabilmente allergico all'allergene testato.
  - Tuttavia, una reazione positiva non significa sempre che questo allergene sia la causa dei sintomi del paziente.

- A volte ci possono essere reazioni false positive o false negative.
- È fondamentale combinare i risultati dei test cutanei con l'anamnesi e altri esami per fare una diagnosi accurata.
- Precauzioni di sicurezza :
  - I test cutanei sono generalmente sicuri, ma esiste un piccolo rischio di reazione allergica grave.
  - L'infermiera deve essere addestrata a riconoscere e trattare qualsiasi reazione anafilattica.

I test cutanei sono uno strumento essenziale nell'armamentario diagnostico dell'allergologo. L'infermiere, in quanto perno centrale del processo, si assicura che il test sia eseguito correttamente, che il paziente sia ben informato e che la sicurezza sia mantenuta in ogni momento. Sebbene si tratti di una procedura di routine, la sua importanza nella diagnosi accurata delle allergie non può essere sottovalutata.

Spirometria e altri test funzionali

La spirometria, insieme ad altri test di funzionalità respiratoria, è fondamentale nella diagnosi e nel monitoraggio delle malattie polmonari, in particolare quelle associate ad allergie respiratorie o disturbi immunitari. Questi test valutano la capacità dei polmoni di inspirare ed espirare aria e sono fondamentali per determinare la funzione polmonare di un paziente.

- Spirometria :
  - Definizione:
    - La spirometria misura la quantità (volume) e la velocità (flusso) dell'aria

che un individuo può inspirare ed espirare.
- Indicazioni:
  - Valutazione dei sintomi come dispnea, tosse cronica o respiro sibilante.
  - Monitoraggio di malattie come l'asma, la broncopneumopatia cronica ostruttiva (BPCO) e altre patologie polmonari.
  - Valutazione della reattività bronchiale.
- Principali parametri misurati :
  - Volume espiratorio forzato in secondi (FEV1): volume di aria espulso durante il primo secondo di espirazione forzata.
  - Capacità vitale forzata (FVC): volume totale di aria espulsa durante l'espirazione forzata.
  - Il rapporto FEV1/FVC, che, se ridotto, può indicare un'ostruzione.
- Altri test funzionali :
  - Test di provocazione bronchiale :
    - Valutazione della reattività delle vie aeree a diversi stimoli (come la metacolina).
  - Misurazione del picco di flusso espiratorio (PEF) :
    - Misura la velocità massima di espirazione. Utile per monitorare l'asma su base giornaliera.
  - Pletismografia corporea :
    - Misurazione della capacità polmonare totale e del volume residuo.
- Ruolo dell'Infermiera :
  - Preparazione del paziente :
    - Spiegare il processo, assicurarsi che il paziente abbia evitato qualsiasi farmaco che possa interferire con il test e verificare che il paziente non abbia avuto un attacco d'asma recente.

- Esecuzione del test :
    - Far sedere il paziente, mostrargli come usare il dispositivo, guidarlo durante il test e assicurarsi che le manovre siano eseguite correttamente.
- Interpretazione e consulenza :
    - Leggere e registrare i risultati, discutere i risultati con il medico, educare il paziente sul significato dei risultati e sui passi da compiere.
- Precauzioni e limitazioni :
    - I test devono essere eseguiti secondo protocolli rigorosi per garantirne la validità.
    - I pazienti devono essere in grado di eseguire correttamente le manovre, il che può essere difficile per alcune fasce di età o condizioni mediche.
    - I test possono causare sintomi nei pazienti con malattie respiratorie, motivo per cui è importante avere a disposizione farmaci di soccorso.

La spirometria e altri test funzionali sono strumenti essenziali per valutare la funzione polmonare. Il ruolo dell'infermiera è cruciale, non solo nell'esecuzione dei test, ma anche nell'educazione e nel supporto del paziente. Se eseguiti correttamente, questi test forniscono informazioni preziose per guidare la diagnosi, il trattamento e il follow-up dei disturbi polmonari.

Test biologici

Nel mondo dell'allergologia e dell'immunologia, i test biologici svolgono un ruolo fondamentale. Permettono di analizzare e comprendere i meccanismi immunologici sottostanti, di fare diagnosi precise, di monitorare lo sviluppo delle patologie e di guidare il trattamento. Gli infermieri, che sono al centro di questo processo, sono spesso i primi a entrare in contatto con i pazienti, a raccogliere i campioni necessari e a educarli sull'importanza di questi test.

- Campioni di sangue :
    - Test di allergia :
        - Test delle IgE totali e specifiche: per rilevare la sensibilizzazione ad allergeni specifici.
    - Immunoassay :
        - Immunofenotipizzazione: per analizzare le diverse sottopopolazioni di cellule immunitarie.
        - Misurazione delle immunoglobuline (IgA, IgG, IgM, ecc.): per valutare la risposta immunitaria umorale.
    - Altre analisi :
        - Emocromo completo, velocità di sedimentazione, proteina C-reattiva (CRP): per valutare l'infiammazione o altre reazioni del sistema immunitario.
- Esami delle urine :
    - Esame delle urine: serve a rilevare le anomalie renali, spesso associate ad alcune malattie autoimmuni.
- Test cutanei e biopsia :
    - Biopsia cutanea: in caso di lesioni cutanee, per determinarne l'origine (allergica, autoimmune, altro).
- Altri campioni :
    - Puntura del midollo osseo, prelievo di liquido cerebrospinale, biopsie di altri organi: come indicato clinicamente.

- Ruolo dell'Infermiera :
  - Addebito diretto :
    - Prelevare campioni di sangue, guidare e rassicurare i pazienti, assicurarsi che i campioni siano conservati correttamente e inviati al laboratorio.
  - Istruzione :
    - Informare il paziente sulla natura e lo scopo di ogni test, sui risultati attesi e sulla procedura di prelievo dei campioni.
    - Informare il paziente sulle precauzioni da prendere prima del prelievo (digiuno, farmaci da evitare, ecc.).
  - Follow-up:
    - Informare il paziente quando si ricevono i risultati, e riferirli al medico per l'interpretazione e la discussione.
- Interpretazione e limiti:
  - Tutti i risultati devono essere interpretati insieme ai sintomi clinici, all'anamnesi e alle altre indagini.
  - I risultati anormali non significano necessariamente malattia; spesso richiedono ulteriori esami.
  - I risultati possono essere influenzati da molti fattori, tra cui i farmaci, l'età e altre condizioni mediche.

I test biologici sono strumenti essenziali in allergologia e immunologia. La loro diversità e specificità forniscono una finestra unica sui meccanismi interni dell'organismo. L'infermiera, in quanto collegamento essenziale tra il paziente e il laboratorio, svolge un ruolo fondamentale nell'esecuzione, nell'educazione e nel monitoraggio di questi test, garantendo così la migliore assistenza al paziente.

Capitolo 5

LA ROUTINE QUOTIDIANA DI UN'INFERMIERA IN ALLERGOLOGIA E IMMUNOLOGIA

Preparare i pazienti per gli esami

La preparazione adeguata dei pazienti ai test allergologici e immunologici è fondamentale per garantire risultati accurati e affidabili. L'infermiere è spesso il primo punto di contatto con il paziente e svolge un ruolo fondamentale nel garantire che il paziente comprenda l'importanza della preparazione, nonché i passi specifici da seguire.

- Informazioni ed educazione del paziente:
    - Comprendere il test :
        - Spiegare al paziente la natura del test, il suo scopo e ciò che può rivelare.
    - Rispondere alle preoccupazioni :
    - Rispondere alle domande, fugare i timori e offrire consigli pratici.
    - Istruzioni specifiche :
    - Fornire istruzioni chiare su ciò che il paziente deve fare o evitare prima del test.
- Preparazione per il prelievo di sangue :
    - **Digiuno**: alcuni test richiedono un digiuno di 8-12 ore.
    - **Farmaci**: Informare il paziente di eventuali farmaci che possono interferire con i risultati e discutere la possibilità di interromperli temporaneamente.
    - **Stato emotivo e fisico**: lo stress o lo sforzo intenso possono influenzare alcuni risultati. Consiglia al paziente di rilassarsi e di evitare sforzi fisici intensi prima del test.
- Preparazione ai test cutanei :
    - **Antistaminici**: questi farmaci possono falsare i risultati e spesso devono essere sospesi diversi giorni prima del test.
    - **Creme e lozioni**: eviti di applicare prodotti topici sull'area del test.

- **Condizioni della pelle**: la pelle deve essere in buone condizioni, priva di eruzioni cutanee o lesioni attive.
- Preparazione alla spirometria :
  - **Broncodilatatori**: questi possono essere sospesi prima del test, a seconda del parere del medico.
  - **Fumo**: eviti di fumare per almeno 6 ore prima del test.
  - **Sforzo fisico**: eviti di fare esercizio fisico intenso prima del test.
  - **Pasto abbondante**: eviti di consumare un pasto abbondante prima del test, per non limitare la capacità polmonare.
- Preparazione per altri test funzionali :
  - Fornire linee guida specifiche per ogni test, comprese le restrizioni alimentari, i farmaci da evitare e le preparazioni fisiche speciali.
- Promemoria e follow-up :
  - **Promemoria**: inviare promemoria per telefono, SMS o e-mail per garantire che il paziente ricordi la data del test e le istruzioni per la preparazione.
  - **Giorno del test**: prima dell'inizio del test, rivedere brevemente le istruzioni con il paziente e assicurarsi che siano state seguite correttamente.
  - **Dopo il test**: informare il paziente su ciò che accadrà in seguito, ad esempio quando potrà ricevere i risultati.

La preparazione del paziente è un passo essenziale per garantire risultati affidabili e accurati dei test in allergologia e immunologia. L'infermiera, con il suo approccio incentrato sul paziente e le sue capacità educative e comunicative, è nella posizione ideale per guidare il paziente in questo processo.

Amministrazione trattamenti specifici

Uno dei compiti fondamentali dell'infermiera di allergologia e immunologia è quello di somministrare trattamenti specifici. Questi trattamenti, spesso complessi, richiedono una competenza speciale, una vigilanza costante e un'eccellente comunicazione con il paziente per garantirne la sicurezza e l'efficacia.

- Comprendere i trattamenti :
  - **Natura dei farmaci**: Conoscenza approfondita dei farmaci somministrati, dei loro meccanismi d'azione, dei loro benefici e degli eventuali effetti collaterali.
  - **Protocolli specifici**: familiarità con i protocolli di somministrazione in termini di dosaggio, via di somministrazione e frequenza.
- Trattamenti immunomodulanti :
  - Immunoterapia con allergeni (desensibilizzazione) :
    - Preparare e somministrare le dosi.
    - Monitorare il paziente durante e dopo l'iniezione per eventuali reazioni.
    - Educazione del paziente sulla durata del trattamento e sull'importanza dell'aderenza.
  - Bioterapie :
    - Somministrazione di farmaci biologici, come gli anticorpi monoclonali.
    - Monitorare i potenziali effetti collaterali e informare i pazienti su cosa fare attenzione.
- Trattamenti per le malattie autoimmuni :
  - Immunosoppressori :
    - Somministrazione di farmaci che riducono l'attività del sistema immunitario.

- Educazione su come gestire gli effetti collaterali e sull'importanza di seguire le raccomandazioni mediche.
- Terapia corticosteroidea :
  - Somministrazione di corticosteroidi, con particolare attenzione al dosaggio e alla durata del trattamento.
  - Informi il paziente degli effetti collaterali e della necessità di non interrompere bruscamente il trattamento.
- Somministrazione endovenosa :
  - Immunoglobulina per via endovenosa (IVIG) :
  - Preparazione e somministrazione in conformità ai protocolli stabiliti.
  - Monitoraggio delle reazioni potenziali durante l'infusione.
- Istruzione e follow-up :
  - Istruzioni chiare:
    - Fornisca al paziente istruzioni chiare sull'assunzione dei farmaci, sul monitoraggio degli effetti collaterali e sulla gestione di eventuali reazioni.
  - Aderenza al trattamento :
    - Promuovere l'importanza di seguire la terapia come prescritta e discutere i potenziali ostacoli all'aderenza.
    - Suggerire strategie per aiutare i pazienti a integrare il trattamento nella loro routine quotidiana.
- Comunicazione con l'équipe medica:
  - Lavorare a stretto contatto con medici, farmacisti e altri operatori sanitari per garantire che il paziente riceva il trattamento ottimale e che qualsiasi preoccupazione o complicazione venga affrontata tempestivamente.

La somministrazione di trattamenti specifici in allergologia e immunologia è un'area in cui l'infermiera svolge un ruolo cruciale. È un professionista, un educatore e un sostenitore del paziente, che assicura che ogni individuo riceva l'assistenza più sicura ed efficace possibile.

Educazione terapeutica del paziente

L'educazione terapeutica è il cuore dell'assistenza allergologica e immunologica. Il suo obiettivo è quello di dare ai pazienti voce in capitolo sulla propria salute, di fornire loro gli strumenti necessari per comprendere la malattia e il trattamento e di sostenerli nella gestione quotidiana della loro condizione. L'infermiera, grazie alla sua vicinanza al paziente e alle sue capacità di comunicazione, è spesso in prima linea in questa missione.

- Comprendere l'importanza dell'educazione terapeutica:
    - **Autonomia del paziente**: L'obiettivo è consentire ai pazienti di prendere decisioni informate sulla loro salute.
    - **Migliore aderenza al trattamento**: un paziente ben informato è generalmente più propenso a seguire correttamente il suo trattamento.
- Valutazione delle esigenze educative:
    - **Valutazione iniziale**: identificare le conoscenze, le convinzioni e gli atteggiamenti preesistenti del paziente nei confronti della malattia e del trattamento.
    - **Definire gli obiettivi**: stabilire obiettivi di apprendimento su misura per ogni paziente.
- Strumenti e metodi didattici :
    - **Materiale scritto**: opuscoli, fogli informativi, diari di monitoraggio.

- **Workshop e sessioni interattive**: gruppi di discussione, laboratori pratici, dimostrazioni.
- **Tecnologie digitali**: applicazioni, video didattici, piattaforme online.
- Insegnare la malattia :
  - **Comprendere la malattia**: spiegazioni dei meccanismi sottostanti, dei sintomi e della prognosi.
  - **Riconoscere segni e sintomi**: insegnare ai pazienti a identificare i segni di un'esacerbazione o di una reazione allergica.
- Gestione del trattamento :
  - **Conoscenza dei farmaci**: Spiegazione dei diversi trattamenti, delle loro modalità d'azione, dei loro benefici e dei loro potenziali effetti collaterali.
  - **Somministrazione del trattamento**: Dimostrazione e formazione sulla corretta somministrazione di farmaci (ad esempio, l'uso di un inalatore).
- Adozione di comportamenti favorevoli :
  - **Evitare gli allergeni**: consigli su come evitare gli allergeni specifici del paziente.
  - **Abitudini di vita sane**: incoraggiamento ad adottare uno stile di vita sano per migliorare la salute generale e rafforzare il sistema immunitario.
- Gestione delle emergenze :
  - **Piano d'azione personalizzato**: sviluppo di un piano per gestire gli attacchi allergici o le esacerbazioni, compreso l'uso di un autoiniettore di epinefrina.
  - **Riconoscere i segni di un'emergenza**: insegnare ai pazienti a riconoscere quando è necessario richiedere un aiuto medico immediato.

- Valutazione e monitoraggio :
  - **Rivalutazione regolare**: verificare regolarmente le conoscenze del paziente, adeguando gli obiettivi educativi se necessario.
  - **Feedback**: incoraggiare i pazienti a condividere le loro esperienze, sfide e successi.

L'educazione terapeutica è un processo continuo e collaborativo. L'infermiera di allergologia e immunologia svolge un ruolo essenziale nel garantire che il paziente sia informato, supportato e fiducioso nella gestione della sua malattia, migliorando così sia la qualità di vita del paziente che i risultati terapeutici.

Situazioni di emergenza: Anafilassi e altri

La gestione delle emergenze è un aspetto cruciale del ruolo dell'infermiera di allergologia e immunologia. Queste situazioni richiedono un intervento rapido, efficace e appropriato per garantire la sicurezza del paziente. L'anafilassi, in particolare, è una grave emergenza medica che tutti gli operatori sanitari devono essere in grado di riconoscere e trattare senza indugio.

- Riconoscere le situazioni di emergenza:
  - **Sintomi dell'anafilassi**: difficoltà di respirazione, gonfiore del viso o della gola, eruzione cutanea, calo della pressione sanguigna, disturbi della coscienza.
  - **Altre emergenze allergiche**: asma grave, orticaria gigante, angioedema senza anafilassi.

- Intervento in caso di anafilassi :
  - **Valutazione rapida**: valutare rapidamente le condizioni del paziente per determinare la gravità della reazione.
  - **Chiamare i servizi di emergenza**: nei casi più gravi, contatti immediatamente i servizi di emergenza.
  - **Somministrazione di epinefrina**: utilizzi un autoiniettore di epinefrina come raccomandato e prescritto dal medico.
  - **Posizione del paziente**: se il paziente è cosciente, lo metta in posizione semiseduta; se è incosciente, lo metta in posizione laterale di sicurezza.
  - **Monitoraggio continuo**: tenere sotto controllo il paziente fino all'arrivo dei soccorsi, in particolare la respirazione, il polso e la pressione sanguigna.
- Altri interventi di emergenza :
  - **Asma grave**: somministrazione di broncodilatatori, ossigenazione se necessaria, valutazione continua delle vie aeree.
  - **Angioedema**: monitoraggio della funzione respiratoria, somministrazione di antistaminici o corticosteroidi come prescritto.
- Preparazione e prevenzione :
  - **Formazione regolare**: garantire una formazione continua per tenersi aggiornati sui protocolli di emergenza e sulle migliori prassi.
  - **Attrezzatura a disposizione**: avere sempre a portata di mano un autoiniettore di epinefrina, ossigeno, broncodilatatori e un kit di emergenza completo.
  - **Educazione del paziente**: insegnare ai pazienti e alle loro famiglie come riconoscere i segni di una reazione allergica grave e come intervenire.

- Dopo l'emergenza :
    - **Valutazione**: una volta che la situazione si è stabilizzata, valutare le cause della reazione e discutere le misure preventive.
    - **Follow-up medico**: indirizzare il paziente a uno specialista per un monitoraggio approfondito e l'attuazione di un piano d'azione personalizzato.
    - **Debriefing**: analisi della situazione con l'équipe medica per identificare i punti di forza e gli eventuali miglioramenti da apportare in termini di intervento.

Di fronte a una situazione di emergenza in allergologia e immunologia, l'infermiera deve dimostrare un alto livello di reattività e di competenze tecniche, oltre a fornire supporto psicologico al paziente e alla sua famiglia. Una preparazione adeguata e una formazione regolare sono essenziali per garantire un'assistenza ottimale in questi momenti critici.

Capitolo 6

PREVENZIONE IN ALLERGOLOGIA E IMMUNOLOGIA

L'importanza della prevenzione delle allergie

Le allergie sono diventate un importante problema di salute pubblica in molti Paesi, a causa della loro crescente incidenza e del potenziale impatto sulla qualità della vita. La prevenzione svolge quindi un ruolo centrale nella strategia di gestione di questo problema. Si tratta di una componente essenziale che tutti gli operatori sanitari, e in particolare gli infermieri di allergologia, devono incorporare nella loro pratica.

- Comprendere l'epidemiologia delle allergie:
  - **Prevalenza in aumento**: Tendenze dei casi di allergia nel tempo e nelle diverse popolazioni.
  - **Fattori di rischio**: genetica, ambiente, stile di vita e altri fattori determinanti.
- Prevenzione primaria: evitare la sensibilizzazione:
  - **Fattori ambientali**: l'importanza della qualità dell'aria e dell'esposizione agli allergeni (pollini, acari della polvere, muffe, animali, ecc.).
  - **Nutrizione**: il ruolo dell'allattamento al seno, l'introduzione di allergeni alimentari nei neonati, la dieta.
  - **Stile di vita**: trovare un equilibrio tra l'igiene necessaria e l'iperprotezione che potrebbe essere controproducente.
- Prevenzione secondaria: limitare la progressione della malattia:
  - **Diagnosi precoce**: l'importanza della diagnosi precoce per una migliore gestione e per evitare complicazioni.
  - **Evitare gli allergeni**: strategie di evitamento, disposizione della casa, scelta dei materiali, consigli per limitare l'esposizione.

- **Trattamento preventivo**: l'uso di farmaci o vaccini per prevenire i sintomi o le esacerbazioni.
- Prevenzione terziaria: evitare le complicazioni:
  - **Educazione terapeutica**: formare i pazienti a gestire la loro malattia, a riconoscere i segnali di esacerbazione e ad agire di conseguenza.
  - **Monitoraggio regolare**: monitoraggio medico regolare per adattare il trattamento e prevenire le complicazioni.
  - **Gestione delle co-morbilità**: gestione di altre condizioni associate all'allergia (asma, dermatite atopica, ecc.).
- Promozione e consapevolezza della salute:
  - **Campagne di sensibilizzazione**: informare il pubblico in generale sulle allergie, sulle loro conseguenze e su come prevenirle.
  - **Formazione continua**: garantire che gli operatori sanitari si tengano aggiornati sugli ultimi progressi nella prevenzione delle allergie.
- Collaborazione interdisciplinare :
  - **Networking**: promuovere un approccio collaborativo con altri professionisti (medici di base, specialisti polmonari, dermatologi, nutrizionisti, ecc.)
  - **Scambio di buone pratiche**: incoraggiare i professionisti a condividere esperienze e strategie preventive.

La prevenzione è la chiave per ridurre l'impatto delle allergie sugli individui e sulla società nel suo complesso. In qualità di professionisti sanitari in prima linea, gli infermieri specializzati in allergie hanno un ruolo centrale da svolgere nell'implementazione di strategie preventive, sia a livello individuale con i loro pazienti, sia a livello collettivo attraverso la partecipazione a iniziative di sensibilizzazione ed educazione.

Vaccinazioni: ruolo, protocolli e precauzioni per i pazienti immunocompromessi

La vaccinazione è uno degli interventi di salute pubblica più efficaci, in grado di prevenire un gran numero di malattie infettive. Tuttavia, la vaccinazione dei pazienti immunocompromessi pone una serie di sfide, in quanto il loro sistema immunitario indebolito potrebbe non rispondere in modo altrettanto efficace al vaccino o essere più a rischio di complicazioni. Gli infermieri svolgono un ruolo chiave nella gestione, nella somministrazione e nell'educazione alla vaccinazione di questi pazienti.

- Comprendere l'immunodepressione :
    - **Definizione e cause**: natura dell'immunodepressione, dovuta alla malattia, al trattamento o ad altri fattori.
    - **Implicazioni per la vaccinazione**: capire perché le risposte al vaccino possono essere alterate in questi pazienti.

- Il ruolo della vaccinazione nei pazienti immunocompromessi:
    - **Maggiore protezione**: nonostante le risposte potenzialmente attenuate, la vaccinazione offre spesso una protezione cruciale contro l'infezione per questi pazienti vulnerabili.
    - **Immunità di gregge**: proteggere questi pazienti indirettamente, vaccinando la loro famiglia e la comunità.
- Tipi di vaccini e loro indicazioni :
    - **Vaccini vivi attenuati**: generalmente evitati nei pazienti immunocompromessi a causa del potenziale rischio di infezione.

66

- **Vaccini inattivati o a subunità**: più sicuri per i pazienti immunocompromessi e generalmente raccomandati, anche se la risposta immunitaria può essere ridotta.
- Protocolli di vaccinazione :
  - **Valutazione iniziale**: valutare lo stato di immunizzazione, il tipo e il grado di immunosoppressione e il rischio di esposizione ad agenti infettivi.
  - **Pianificazione**: redigere un programma di vaccinazione appropriato, tenendo conto delle raccomandazioni per i pazienti immunocompromessi.
  - **Follow-up**: verificare l'efficacia della vaccinazione con test sierologici, se necessario, e prendere in considerazione dosi di richiamo.
- Precauzioni speciali :
  - **Eviti i vaccini vivi**: Con alcune eccezioni o in situazioni particolari.
  - **Monitoraggio post-vaccinazione**: monitorare attentamente i pazienti per individuare eventuali reazioni avverse o segni di infezione.
  - **Comunicazione**: informare il paziente dei benefici e dei rischi e spiegare l'importanza di segnalare eventuali sintomi insoliti dopo la vaccinazione.
- Educazione e consapevolezza :
  - **Informazioni**: fornire informazioni chiare sui vaccini, sulla loro importanza, sui potenziali effetti collaterali e sulle precauzioni da prendere.
  - **Coinvolgimento del paziente**: incoraggiare i pazienti ad assumere un ruolo attivo nella loro salute, a fare domande e a rispettare il programma di vaccinazione.

- **Supporto**: offrire un sostegno emotivo, soprattutto quando il paziente è preoccupato o esitante riguardo alla vaccinazione.

I pazienti immunocompromessi presentano sfide uniche quando si tratta di vaccinazioni. La loro cura richiede una comprensione approfondita dei principi immunologici, una comunicazione efficace e l'attenzione ai dettagli. L'infermiera, lavorando a stretto contatto con il medico curante, è un pilastro essenziale per garantire che questi pazienti ricevano i vaccini appropriati in modo sicuro ed efficace.

Consigli per evitare l'esposizione agli allergeni

Gli allergeni, che sono onnipresenti nel nostro ambiente, possono scatenare una serie di reazioni nelle persone sensibili. È essenziale per chi soffre di allergie capire come minimizzare l'esposizione a queste sostanze per ridurre il rischio di sintomi e di esacerbazioni. Ecco alcuni consigli pratici, suddivisi in base ai diversi ambienti e situazioni, che gli infermieri allergologi possono trasmettere ai loro pazienti.

- A casa :
  - **Acari della polvere**: Utilizzi coperture antiacaro per materassi, cuscini e piumoni. Lavi regolarmente la biancheria da letto ad alte temperature. Mantenga una bassa umidità con deumidificatori, se necessario.
  - **Animali domestici**: se è allergico, eviti di adottare animali pelosi o piumati. Se ne ha già uno, lo tenga fuori dalla camera da letto e lo lavi regolarmente. Si ricordi di passare frequentemente l'aspirapolvere.

68

- **Pollini**: Tenga le finestre chiuse durante i picchi di polline, utilizzi l'aria condizionata in modalità "ricircolo". Sciacqui i capelli la sera per rimuovere i pollini.
- **Muffa**: assicuri una buona ventilazione, ripari rapidamente le perdite e utilizzi deumidificatori nelle aree umide.
- All'esterno :
  - **Pollini**: Eviti le attività all'aperto durante i picchi di polline, indossi occhiali da sole per proteggere gli occhi e controlli regolarmente le previsioni dei pollini.
  - **Punture di insetti**: Indossi indumenti coprenti, eviti i profumi e utilizzi repellenti se si trova in una zona ad alto rischio.
- Al lavoro :
  - **Allergeni comuni** : Informi il suo datore di lavoro delle sue allergie. Se possibile, adatti il suo ambiente (ad esempio, stia lontano dalle stampanti laser se è allergico alle particelle che emettono).
  - **Protezione personale**: utilizzi maschere, guanti o altri dispositivi di protezione se è esposto ad allergeni specifici nel corso del suo lavoro.
- Alimentazione :
  - **Etichettatura**: legga sempre le etichette degli alimenti per identificare la presenza di allergeni.
  - **Ristoranti**: Informi sempre il personale delle sue allergie. Scelga luoghi che sono abituati a trattare le allergie alimentari.
- Viaggio :
  - **Preparazione**: porti con sé i farmaci per le allergie, si informi sugli allergeni più comuni nel luogo di destinazione e consideri la possibilità di indossare un braccialetto di allerta medica.

- **Alloggio**: se possibile, scelga hotel o alloggi con camere anallergiche.
- Educazione e consapevolezza :
  - **Imparare a riconoscere**: familiarizzare con gli allergeni comuni e le loro fonti. Questo la aiuterà ad evitarli in modo più efficace.
  - **Piano d'azione**: insieme al suo medico o all'infermiera, rediga un piano d'azione per le allergie che descriva nel dettaglio i passi da compiere in caso di esposizione o reazione.

La prevenzione dell'esposizione agli allergeni si basa tanto sulla modifica dell'ambiente quanto sull'educazione del paziente. Un paziente informato e proattivo può ridurre notevolmente il rischio di esposizione e, di conseguenza, migliorare la qualità della vita.

Programmi di sensibilizzazione per il pubblico in generale

Sensibilizzare l'opinione pubblica è fondamentale per prevenire le malattie allergiche, migliorarne la gestione e ridurre le complicazioni ad esse associate. Più le persone sono informate, più possono prendere provvedimenti per evitare gli allergeni, riconoscere i sintomi di una reazione allergica e sapere come intervenire in caso di emergenza. Ecco una presentazione dettagliata dei programmi di sensibilizzazione per il grande pubblico, la loro importanza e i loro componenti chiave.

- Obiettivi dei programmi di sensibilizzazione:
  - **Educare**: fornire al pubblico informazioni accurate e aggiornate sulle allergie, le loro cause, i sintomi e i trattamenti.

- **Prevenire**: ridurre l'incidenza di nuove allergie e minimizzare le complicazioni delle allergie esistenti.
- **Supporto**: offrire sostegno alle persone allergiche e alle loro famiglie.
- **Promuovere** : Incoraggiare le buone prassi nella gestione delle allergie, a casa, a scuola, al lavoro o in altri contesti.
- Tipi di programma :
  - **Laboratori educativi**: organizzati nelle scuole, nei centri comunitari e in altri spazi pubblici per insegnare alle persone come riconoscere e gestire le allergie.
  - **Campagne mediatiche**: utilizzo di televisione, radio, stampa e social media per diffondere i messaggi chiave sulle allergie.
  - **Giornate di sensibilizzazione**: eventi annuali o una tantum, come la Giornata Mondiale delle Allergie, per evidenziare alcuni aspetti delle allergie.
  - **Programmi scolastici**: integrare l'educazione sulle allergie nel curriculum scolastico, insegnando ai bambini le basi delle allergie.
- Componenti chiave :
  - **Materiale educativo**: opuscoli, video, poster e siti web che forniscono informazioni affidabili sulle allergie.
  - **Corsi di formazione**: Per insegnanti, datori di lavoro e altri professionisti, per aiutarli a comprendere e gestire le allergie nel loro contesto.
  - **Testimonianze**: testimonianze personali di persone che convivono con le allergie per umanizzare il problema e incoraggiare l'empatia.
  - **Programmi di tutoraggio**: mettere in contatto le persone con una nuova diagnosi

con persone che convivono con le allergie da molto tempo, per offrire supporto e consigli.
- Valutazione e miglioramento :
  - **Monitoraggio e valutazione**: raccolta di dati sull'efficacia dei programmi per garantire il raggiungimento dei loro obiettivi.
  - **Aggiornamenti**: Rivede regolarmente i contenuti del programma per garantire che siano aggiornati con le ultime ricerche e raccomandazioni.
  - **Feedback**: raccogliere i commenti del pubblico e dei partecipanti per migliorare continuamente i programmi.

- Collaborazione :
  - **Partenariati**: collaborare con altre organizzazioni, operatori sanitari, educatori e decisori per estendere la portata e l'impatto dei programmi.
  - Creazione **di reti**: creare e mantenere reti con altre organizzazioni di sensibilizzazione per condividere risorse, idee e buone pratiche.

I programmi di sensibilizzazione sulle allergie sono essenziali per informare il pubblico in generale, prevenire le complicazioni e sostenere le persone colpite. Combinando educazione, prevenzione e supporto, questi programmi possono svolgere un ruolo importante nel migliorare la salute pubblica e la qualità di vita delle persone allergiche.

Capitolo 7

PROCEDURE TERAPEUTICHE

Immunoterapia con allergeni

L'immunoterapia degli allergeni, spesso chiamata "desensibilizzazione", è un approccio terapeutico volto a modificare la risposta immunitaria dell'organismo a un allergene specifico, riducendone gradualmente la sensibilità. È uno dei pochi interventi che affronta non solo i sintomi delle allergie, ma anche la causa sottostante. Ecco un'esplorazione dettagliata di questo approccio, dei suoi meccanismi, delle sue indicazioni e della sua applicazione nella pratica medica.

- **Principio di base :**
  L'obiettivo dell'immunoterapia è abituare gradualmente il sistema immunitario a un allergene specifico, somministrando regolarmente dosi crescenti di allergene fino a raggiungere una dose di mantenimento. Questo porta a una riduzione dei sintomi allergici alla successiva esposizione all'allergene.
- Meccanismi d'azione :
  - **Modifica della risposta immunitaria:** l'immunoterapia promuove la produzione di immunoglobuline G (IgG) specifiche, che si legano all'allergene prima che possa scatenare una reazione allergica.
  - **Riduzione della produzione di istamina:** riducendo la sensibilità agli allergeni, il corpo rilascia meno istamina, una molecola coinvolta in molti sintomi allergici.
  - **Regolazione delle cellule T:** l'immunoterapia modifica la risposta delle cellule T, riducendo così l'infiammazione allergica.
- **Indicazioni :**
  L'immunoterapia è consigliata principalmente per :
  - Allergie da polline.
  - Allergia agli acari della polvere.

- Allergie ai veleni degli insetti.
- Alcune forme di asma allergica.
- In genere non viene utilizzato per le allergie alimentari, tranne in alcuni casi specifici.
- Metodi di somministrazione :
  - **Sottocutaneo (SCIT)**: L'allergene viene iniettato sotto la pelle, di solito nel braccio. Questo è il metodo più antico e più comune.
  - **Sublinguale (SLIT)**: L'allergene viene somministrato sotto forma di gocce o compresse poste sotto la lingua. Questo metodo sta diventando sempre più popolare per la facilità con cui può essere somministrato a casa.
- **Durata e frequenza**:
  Il trattamento inizia generalmente con una fase di escalation, in cui la dose viene aumentata regolarmente. Una volta raggiunta la dose di mantenimento, questa viene somministrata regolarmente, spesso per 3-5 anni.
- **Efficacia e benefici** :
  L'immunoterapia può ridurre significativamente i sintomi allergici, ridurre la necessità di farmaci e migliorare la qualità della vita. Per alcuni pazienti, i benefici possono persistere anche dopo la fine del trattamento.
- **Effetti collaterali**:
  Mentre le reazioni locali, come arrossamento o gonfiore nel sito di iniezione, sono comuni, possono verificarsi reazioni sistemiche più gravi, anche se rare. Il monitoraggio dopo la somministrazione, soprattutto per le prime dosi, è essenziale.
- **Controindicazioni e precauzioni**:
  L'immunoterapia non è consigliata alle persone che soffrono di determinate malattie cardiache o disturbi immunitari, né alle donne in gravidanza, a meno che il parere del medico non indichi diversamente.

L'immunoterapia con allergeni è un approccio potente e trasformativo per molti soggetti allergici. Tuttavia, un'attenta valutazione da parte di un allergologo è essenziale per determinare l'idoneità del trattamento, oltre che per garantirne la somministrazione sicura.

Trattamenti biologici in immunologia

I recenti progressi nella biotecnologia hanno aperto la strada a una nuova generazione di trattamenti medici: i trattamenti biologici. In immunologia, questi trattamenti stanno avendo un impatto considerevole, offrendo promettenti alternative terapeutiche per malattie che in precedenza erano difficili da trattare. I trattamenti biologici si distinguono per la loro origine (spesso derivata da cellule viventi) e per il loro meccanismo d'azione mirato. Scopriamo di più su questa rivoluzione nell'immunologia.

- **Definizione di trattamenti biologici**:
  A differenza dei farmaci tradizionali, che sono sintetizzati chimicamente, i trattamenti biologici sono prodotti da cellule viventi. Questi farmaci si rivolgono specificamente ad alcune parti del sistema immunitario, modulando la sua risposta.

- Meccanismi d'azione :
  - **Anticorpi monoclonali**: queste molecole imitano gli anticorpi naturali prodotti dal sistema immunitario, ma sono progettate per colpire specificamente determinate cellule o proteine.
  - **Inibitori**: questi trattamenti bloccano proteine specifiche che svolgono un ruolo nell'infiammazione o nella risposta immunitaria.

- **Modificatori della risposta immunitaria**: questi agenti regolano l'attività del sistema immunitario, stimolandolo o riducendolo.
- Applicazioni in immunologia :
    - **Malattie autoimmuni**: come l'artrite reumatoide, la psoriasi o la spondilite anchilosante. I trattamenti biologici possono colpire specifiche citochine o cellule immunitarie per ridurre l'infiammazione e la progressione della malattia.
    - **Immunodeficienza**: alcuni trattamenti biologici possono essere utilizzati per stimolare o rafforzare il sistema immunitario.
    - **Malattie allergiche**: i biologici possono avere come bersaglio le citochine o altre molecole coinvolte nelle risposte allergiche.
- Vantaggi :
    - **Precisione**: i trattamenti biologici sono progettati per colpire in modo specifico componenti precisi del sistema immunitario, il che può ridurre gli effetti collaterali.
    - **Efficacia**: per molti pazienti, i biologici offrono un sollievo quando altri trattamenti hanno fallito.
    - **Nuova speranza**: questi trattamenti aprono la porta a terapie per malattie precedentemente considerate non curabili.
- **Precauzioni ed effetti collaterali:**
  Sebbene i biologici offrano molti vantaggi, possono anche presentare dei rischi. Gli effetti collaterali possono includere infezioni, reazioni al sito di iniezione e, in rari casi, malattie gravi come la tubercolosi o il cancro. Un monitoraggio regolare è essenziale.
- **Il futuro dei trattamenti biologici:**
  Grazie alla ricerca continua e allo sviluppo di nuove tecnologie, il futuro dei trattamenti biologici in

immunologia è promettente. Si studiano costantemente nuovi farmaci e nuove applicazioni, offrendo la speranza di una migliore qualità di vita per molti pazienti.

I trattamenti biologici rappresentano un importante progresso nell'immunologia, trasformando il panorama terapeutico e offrendo nuove opzioni ai pazienti. Come per qualsiasi intervento medico, un'attenta valutazione dei benefici e dei rischi è essenziale per garantire un uso sicuro ed efficace di questi potenti strumenti.

Trattamento gli effetti collaterali del trattamento

Quando si tratta di trattare condizioni allergiche e immunologiche, l'obiettivo principale è alleviare i sintomi dei pazienti e migliorare la loro qualità di vita. Tuttavia, come per la maggior parte dei trattamenti medici, possono verificarsi effetti collaterali. Una gestione efficace di questi effetti è essenziale per garantire il benessere del paziente durante il corso del trattamento.

- Riconoscimento e documentazione :
    - **Monitoraggio regolare**: gli infermieri devono valutare regolarmente i pazienti per rilevare eventuali nuovi sintomi o cambiamenti nella salute che potrebbero essere collegati al trattamento.
    - **Diario dei sintomi**: incoraggiare i pazienti a tenere un diario dettagliato dei loro sintomi può aiutare a identificare gli effetti collaterali e a regolare il trattamento di conseguenza.
- Educazione del paziente :
    - **Informazioni sui potenziali effetti collaterali**: prima di iniziare il trattamento, è

fondamentale informare il paziente sui possibili effetti collaterali e su cosa aspettarsi.

- **Autocontrollo**: insegnare ai pazienti a riconoscere i segni e i sintomi degli effetti collaterali comuni e a sapere quando consultare un operatore sanitario.
- Gestione sintomatica :
  - **Trattamenti complementari**: in alcuni casi, possono essere prescritti farmaci aggiuntivi per gestire in modo specifico gli effetti collaterali, come gli antiemetici per la nausea.
  - **Terapie non farmacologiche**: approcci come la fisioterapia, il rilassamento o la dietetica possono aiutare a gestire alcuni effetti collaterali.
- Adattamento del trattamento :
  - **Modifica delle dosi**: se gli effetti collaterali sono moderati, può essere possibile ridurre la dose del farmaco mantenendo la sua efficacia.
  - **Modifica del trattamento** : Nelle situazioni in cui gli effetti collaterali sono gravi o intollerabili, può essere necessario prendere in considerazione altre opzioni terapeutiche.
- Supporto psicologico :
  - **Gestire l'ansia e lo stress**: la paura degli effetti collaterali può essere fonte di ansia per molti pazienti. Offrire ascolto, sostegno e risorse, come i gruppi di supporto, può essere utile.
  - **Supporto decisionale**: gli infermieri possono svolgere un ruolo essenziale nel discutere con i pazienti i vantaggi e gli svantaggi di ogni trattamento, aiutandoli a prendere decisioni informate.
- Comunicazione con il team di assistenza:
  - **Rapporti regolari**: gli infermieri devono informare regolarmente il team di assistenza

sulle condizioni del paziente e su eventuali effetti collaterali osservati.

- **Collaborazione multidisciplinare**: lavorare in stretta collaborazione con altri professionisti della salute (medici, farmacisti, nutrizionisti) significa che gli effetti collaterali possono essere gestiti in modo olistico.

Sebbene gli effetti collaterali dei trattamenti allergologici e immunologici possano essere talvolta inevitabili, una gestione adeguata può migliorare notevolmente il benessere del paziente. Gli infermieri svolgono un ruolo cruciale in questa gestione, agendo come educatori, sostenitori e assistenti per i loro pazienti.

I recenti progressi in termini di trattamento

L'allergologia e l'immunologia sono campi medici dinamici, costantemente arricchiti da nuove scoperte scientifiche e progressi tecnologici. Questi progressi stanno rivoluzionando il modo in cui affrontiamo, diagnostichiamo e trattiamo le allergie e i disturbi immunitari. Diamo un'occhiata ad alcuni dei più significativi progressi recenti in questo campo.

- **Terapie mirate**:
  Grazie a una migliore comprensione dei meccanismi molecolari sottostanti alle malattie allergiche e immunitarie, sono state sviluppate terapie mirate. Questi trattamenti sono progettati per agire su percorsi specifici coinvolti nella malattia, riducendo al minimo gli effetti collaterali.
  - **Anticorpi monoclonali**: utilizzati per colpire in modo specifico le citochine o altre molecole chiave nella risposta allergica o infiammatoria.

80

- **Piccole molecole**: questi composti possono inibire specifici percorsi enzimatici coinvolti nei processi immunitari.
- **Immunoterapia personalizzata**:
  Grazie ai progressi della genomica e della biologia molecolare, l'immunoterapia può essere adattata alle esigenze specifiche di ciascun paziente, in base ai suoi profili genetici e immunologici.
- **Microbiota e immunologia**:
  La scoperta dell'importanza del microbiota intestinale nella regolazione del sistema immunitario ha aperto nuove strade terapeutiche, come l'uso di probiotici e prebiotici per modulare la risposta immunitaria.
- **Terapia genica** :
  Per i pazienti con immunodeficienze ereditarie, la terapia genica offre la promessa di correggere il difetto genetico alla fonte. Sebbene questo approccio sia ancora agli inizi, ha mostrato risultati promettenti in casi specifici.
- **Terapie cellulari**:
  Trattamenti come le cellule staminali ematopoietiche possono essere utilizzati per ricostruire un sistema immunitario in crisi, in particolare per i pazienti con gravi carenze immunitarie.
- **Bioterapie e nanotecnologie**:
  L'uso di nanoparticelle per somministrare farmaci o modulare la risposta immunitaria è un'area di ricerca in rapida crescita. Le nanotecnologie possono consentire la somministrazione mirata di farmaci, riducendo gli effetti collaterali e aumentando l'efficacia.
- **Piattaforme digitali e telemedicina**:
  Con l'evoluzione della tecnologia, la telemedicina è diventata una realtà per molti pazienti. Consente il monitoraggio regolare, la gestione dei sintomi a distanza e l'educazione alla malattia, soprattutto nelle aree remote.

- **Programmi di educazione e prevenzione:**
  Riconoscendo l'importanza della prevenzione, stanno nascendo molti nuovi programmi per educare il pubblico, sensibilizzare sull'importanza delle allergie e dei disturbi immunitari e offrire consigli su come gestirli.

I recenti progressi nei trattamenti allergologici e immunologici offrono una rinnovata speranza ai pazienti e agli operatori sanitari. Con il progredire della ricerca, è probabile che continueremo a vedere l'emergere di trattamenti più efficaci, più sicuri e più personalizzati.

Capitolo 8

COLLABORAZIONE INTERDISCIPLINARE

Lavoro con altre specialità mediche

L'allergologia e l'immunologia sono discipline che, per la loro natura interconnessa con altri sistemi dell'organismo, richiedono una stretta collaborazione con altre specialità mediche. Gli infermieri specializzati in questi campi sono spesso chiamati a lavorare in tandem con altri professionisti della salute per offrire ai pazienti un'assistenza olistica.

- **Pneumologia:**
  Le condizioni respiratorie allergiche come l'asma richiedono una gestione congiunta con i pneumologi. I test polmonari, i protocolli di trattamento e l'intervento in caso di crisi richiedono una stretta collaborazione.
- **Dermatologia:**
  Le allergie cutanee, come l'eczema atopico o l'orticaria, spesso comportano una collaborazione con i dermatologi, che possono offrire consigli specialistici sul trattamento topico e sulla protezione della pelle.
- **Gastroenterologia:**
  Le allergie alimentari possono manifestarsi con sintomi gastrointestinali. I gastroenterologi possono aiutare a diagnosticare e trattare questi sintomi e consigliare le diete più appropriate.
- **Reumatologia:**
  Le malattie autoimmuni, come l'artrite reumatoide o il lupus, possono richiedere una gestione congiunta con un reumatologo, che ha un'esperienza specifica nel trattamento di queste condizioni.
- **Endocrinologia:**
  Alcune malattie autoimmuni possono colpire le ghiandole endocrine, come la tiroide. In questi casi, la collaborazione con un endocrinologo è essenziale.

- **Pediatria:**
  I bambini che soffrono di allergie o carenze immunitarie richiedono un'assistenza specifica adatta alla loro età. La collaborazione con un pediatra assicura che l'assistenza sia adattata al loro sviluppo.
- **Otorinolaringoiatria:**
  Le allergie possono spesso manifestarsi attraverso sintomi otorinolaringoiatrici, come la rinite allergica. La collaborazione con gli otorinolaringoiatri ci permette di trattare questi sintomi in modo completo.
- **Farmacia:**
  I farmacisti svolgono un ruolo cruciale nella gestione dei farmaci, aiutando a monitorare le interazioni farmacologiche, consigliando il dosaggio ed educando i pazienti all'uso corretto dei farmaci.
- **Psicologia/Psichiatria:**
  Vivere con una malattia cronica o un'allergia grave può avere un impatto sulla salute mentale del paziente. La collaborazione con psicologi o psichiatri può aiutare a risolvere questi problemi.
- Dietetica :

Per i pazienti con allergie alimentari, un dietologo può fornire preziosi consigli su come mantenere una dieta equilibrata evitando gli allergeni.

In sintesi, nel complesso mondo dell'allergologia e dell'immunologia, la collaborazione multidisciplinare non è solo vantaggiosa, ma spesso essenziale. Gli infermieri, come pietra angolare dei team di cura, svolgono un ruolo centrale nel coordinare questa collaborazione, assicurando che i pazienti ricevano un'assistenza completa e integrata.

L'importanza di coordinamento dell'assistenza

Il coordinamento delle cure è un aspetto essenziale della medicina moderna, in particolare in aree come l'allergologia e l'immunologia, dove i pazienti possono presentare una serie di sintomi a cavallo di diverse specialità mediche. Mira a garantire un'assistenza completa, efficiente e incentrata sul paziente, evitando duplicazioni, errori medici e lacune nell'assistenza.

- **Ottimizzare le risorse**:
  Il coordinamento consente di utilizzare in modo ottimale le risorse disponibili. In questo modo si evita la duplicazione degli esami, si riducono i costi per i sistemi sanitari e per i pazienti e si garantisce che le risorse vengano utilizzate dove sono più necessarie.
- **Continuità dell'assistenza**:
  L'assistenza continua è fondamentale per i pazienti con patologie croniche. Grazie a un coordinamento efficace, le informazioni del paziente fluiscono senza problemi tra i vari operatori sanitari, garantendo un'assistenza ininterrotta.
- **Sicurezza del paziente**:
  Il coordinamento riduce il rischio di errori medici, interazioni farmacologiche non rilevate e controindicazioni. I pazienti beneficiano di un trattamento coerente basato su informazioni complete e aggiornate.
- **Assistenza olistica**:
  Comprendendo l'intero quadro clinico del paziente, gli assistenti possono affrontare non solo i sintomi fisici, ma anche le esigenze emotive, sociali e psicologiche del paziente.
- **Educazione e responsabilizzazione del paziente**:
  Un buon coordinamento delle cure comporta anche l'educazione dei pazienti sulla loro condizione, sulle

opzioni terapeutiche disponibili e sulla gestione quotidiana della loro salute. Questo li rende più indipendenti e in grado di partecipare attivamente alla propria assistenza.

- **Efficienza temporale:**
  Il coordinamento delle cure consente una comunicazione fluida tra gli operatori sanitari. Questo riduce il tempo dedicato alla ricerca di informazioni, al chiarimento di incertezze e all'organizzazione di appuntamenti, rendendo l'assistenza più efficiente.

- **Soddisfazione del paziente:**
  I pazienti che sentono che la loro assistenza è coordinata senza problemi sono generalmente più soddisfatti della loro cura. Sentono di essere ascoltati, rispettati e curati nel loro insieme.

- **Aggiornamento dei protocolli terapeutici:**
  Il coordinamento delle cure assicura anche che i protocolli terapeutici siano regolarmente aggiornati in linea con gli ultimi progressi medici. Questo assicura che i pazienti beneficino dei trattamenti più recenti ed efficaci.

- **Ridurre la frammentazione delle cure:**
  Senza coordinamento, l'assistenza può diventare frammentata, con diversi specialisti che prescrivono trattamenti senza conoscere altri interventi in corso. Il coordinamento assicura un approccio unificato.

- Ottimizzare i risultati medici:

In definitiva, un coordinamento efficace delle cure significa migliori risultati medici per i pazienti. I trattamenti sono più coerenti, le complicazioni sono ridotte al minimo e i pazienti beneficiano di un'assistenza completa e olistica.

Il coordinamento delle cure è quindi un anello essenziale nella catena dell'assistenza medica. Per gli infermieri di allergologia e immunologia, questo è particolarmente importante data la complessità delle condizioni trattate e la necessità di un'assistenza multidisciplinare.

Comunicare in modo efficace con medici, farmacisti e altri operatori sanitari

La comunicazione è un'abilità essenziale per qualsiasi professionista sanitario. Nel contesto dinamico e interdisciplinare dell'allergologia e dell'immunologia, gli infermieri devono lavorare a stretto contatto con diversi specialisti per garantire un'assistenza ottimale al paziente. Una comunicazione efficace garantisce la sicurezza, la soddisfazione del paziente e un'assistenza efficace. Ecco alcuni suggerimenti e tecniche per una comunicazione di successo:

- Ascolto attivo :
    - Sia presente durante lo scambio, si concentri sull'oratore.
    - Non formuli risposte prima che l'altra persona abbia finito.
    - Faccia domande per chiarire i punti ambigui.
- Chiarisca i termini medici:
    - Utilizzi un linguaggio semplice quando parla con professionisti di altre specialità, per evitare qualsiasi confusione.
    - Chieda chiarimenti se un termine o un'istruzione non sono chiari.
- Utilizzare strumenti di comunicazione strutturati:
    - Metodi come lo SBAR (Situazione, Contesto, Valutazione, Raccomandazione) possono aiutare a strutturare la comunicazione, in particolare nelle situazioni di urgenza.
- Sia rispettoso e aperto:
    - Riconoscere l'esperienza e la prospettiva degli altri membri del team.

- Eviti giudizi affrettati o critiche non costruttive.
- Documentazione precisa :
  - Assicurarsi che tutte le informazioni rilevanti siano documentate in modo chiaro e conciso nella cartella clinica del paziente.
  - Le note scritte sono spesso utilizzate come mezzo di comunicazione tra gli operatori sanitari.
- Riunione del team interdisciplinare:
  - Partecipa attivamente alle riunioni del team per discutere dei pazienti, condividere le informazioni e sviluppare i piani di cura.
  - Questi incontri offrono l'opportunità di discutere in modo approfondito di casi complessi.

- Utilizzi la tecnologia a suo vantaggio:
  - Le piattaforme di comunicazione elettronica, le cartelle cliniche elettroniche e gli strumenti di telemedicina possono facilitare la comunicazione rapida tra i professionisti.
- Dare e ricevere feedback:
  - Il feedback è essenziale per il miglioramento continuo. Se una strategia di comunicazione si rivela inefficace, cerchi dei modi per migliorarla.
- Sviluppare una conoscenza di base di altre specialità:
  - Comprendendo i ruoli e le responsabilità degli altri membri del team di cura, potrà anticipare meglio le loro esigenze e le loro domande.
- Costruire relazioni solide:
- Il tempo investito nella costruzione di relazioni professionali solide e rispettose con gli altri membri dell'équipe medica si tradurrà in una comunicazione più fluida ed efficace.

Una comunicazione efficace è al centro dell'assistenza interdisciplinare. Gli infermieri, in quanto membri centrali del team di cura, devono padroneggiare questa abilità per garantire la sicurezza del paziente, un'assistenza coerente e risultati ottimali. Adottando tecniche di comunicazione solide e costruendo relazioni basate sul rispetto reciproco, gli infermieri possono dare un contributo importante all'eccellenza dell'assistenza.

Capitolo 9

STRUMENTI
E
ATTREZZATURE
SPECIFICHE

Introduzione a strumenti specifici in Allergologia e Immunologia

L'allergologia e l'immunologia, essendo campi medici in costante evoluzione, utilizzano una serie di strumenti specifici per diagnosticare, trattare e monitorare i pazienti. Questi strumenti, tecnologici o pratici, sono essenziali per fornire un'assistenza accurata e personalizzata. Questa introduzione fornisce una panoramica degli strumenti e delle tecniche comunemente utilizzati dai professionisti di queste discipline.

- **Test cutanei:**
  Questi test prevedono l'applicazione di piccole quantità di potenziali allergeni sulla pelle, di solito sull'avambraccio o sulla schiena, per valutare la reazione allergica.
  - **Prick test:** una goccia di allergene viene posta sulla pelle, che viene poi punta leggermente con un ago.
  - **Patch test:** l'allergene viene applicato sotto un bendaggio occlusivo per 48 ore, ideale per gli allergeni da contatto.
- **La spirometria:**
  Uno strumento essenziale per valutare la funzionalità polmonare. I pazienti soffiano in uno spirometro, che misura il volume e la velocità dell'aria inspirata ed espirata. Viene spesso utilizzata per diagnosticare e monitorare l'asma.
- **Test dell'immunoglobulina E (IgE):**
  Un esame del sangue utilizzato per misurare il livello di IgE specifico per un particolare allergene, che aiuta nella diagnosi delle allergie.
- **Test di provocazione:**
  Sotto stretta sorveglianza, il paziente viene esposto a

un sospetto allergene in condizioni controllate, per osservare eventuali reazioni.

- **Immunoterapia:**
  Un trattamento che espone gradualmente il paziente a dosi crescenti di un allergene specifico per ridurre la sensibilità.

- Test biologici :
  - **Citometria a flusso:** una tecnica per l'analisi e l'ordinamento delle cellule, essenziale per studiare le sottopopolazioni di cellule immunitarie.
  - **Test di funzionalità neutrofila:** valuta la capacità dei neutrofili di ingerire e uccidere i batteri.

- **Test di trasformazione linfoblastica:**
  Valuta la risposta dei linfociti a diversi stimoli, spesso utilizzato per diagnosticare alcune immunodeficienze.

- **Imaging medico:**
  Tecniche come le radiografie del torace o la TAC possono essere utilizzate per valutare le complicazioni legate alle allergie o alle malattie autoimmuni.

- **Cartella clinica elettronica (EMR):**
  Uno strumento digitale per registrare, archiviare e condividere le informazioni mediche del paziente. L'EMR facilita il coordinamento delle cure tra i diversi operatori sanitari.

- **Applicazioni e strumenti di monitoraggio :**
  Numerose applicazioni consentono ai pazienti di registrare i loro sintomi e i fattori scatenanti delle allergie, o di monitorare la loro funzione polmonare a casa.

- **Nuovi trattamenti biologici :**
  Si tratta di farmaci derivati da fonti biologiche, specificamente progettati per colpire alcune parti del sistema immunitario. Sono sempre più utilizzati nel trattamento delle malattie autoimmuni e di alcune allergie gravi.

- **Strumenti educativi :**

Opuscoli, video e workshop per i pazienti e le loro famiglie, per informarli sulla loro condizione, sui trattamenti disponibili e sulle strategie di autogestione.

Questi strumenti, combinati con l'esperienza clinica degli operatori sanitari, consentono un approccio completo e personalizzato all'assistenza allergologica e immunologica. La padronanza di questi strumenti è quindi fondamentale per qualsiasi infermiera che lavori in queste specialità.

Manutenzione, sterilizzazione, e l'uso sicuro

L'integrità, la sterilizzazione e la sicurezza degli strumenti e delle attrezzature utilizzate in allergologia e immunologia sono fondamentali per garantire un'assistenza medica di alta qualità e ridurre al minimo il rischio di infezioni. Una scarsa manutenzione o una sterilizzazione inefficace possono causare gravi complicazioni per i pazienti.

- Principi di base :
  - **Igiene delle mani**: è la prima linea di difesa contro le infezioni. Lavarsi le mani prima e dopo aver maneggiato qualsiasi apparecchiatura è essenziale.
  - **Indossare i dispositivi di protezione personale**: guanti, maschere, camici e occhiali di sicurezza possono essere necessari a seconda della situazione.
- Manutenzione regolare delle attrezzature:
  - Si assicuri che tutte le apparecchiature siano regolarmente ispezionate e sottoposte a manutenzione in conformità alle raccomandazioni del produttore.

- Qualsiasi apparecchiatura difettosa deve essere immediatamente rimossa dalla catena di cura.
- Sterilizzazione :
  - Gli strumenti riutilizzabili devono essere puliti e sterilizzati dopo ogni utilizzo. Le autoclavi, che utilizzano vapore pressurizzato per uccidere i microrganismi, sono comunemente utilizzate per questo compito.
  - Le soluzioni di disinfezione possono essere utilizzate per alcune apparecchiature, ma devono essere cambiate regolarmente e utilizzate secondo le istruzioni del produttore.
- Uso di strumenti monouso :
  - Molti strumenti di allergologia e immunologia sono monouso per evitare il rischio di infezioni incrociate.
  - Questi strumenti devono essere smaltiti correttamente dopo l'uso in contenitori appropriati.
- Formazione e consapevolezza :
  - Il personale infermieristico e medico deve essere regolarmente formato e sensibilizzato sui protocolli di sterilizzazione e manutenzione.
  - Gli audit e le valutazioni periodiche possono aiutare a identificare le carenze o le aree da migliorare.
- Conservazione sicura :
  - Gli strumenti sterilizzati devono essere conservati in un ambiente pulito e asciutto, privo di contaminazioni.
  - Gli armadietti e le aree di stoccaggio devono essere puliti e disinfettati regolarmente.
- Tracciabilità :
  - Tenere registri dettagliati delle apparecchiature, della manutenzione e dell'utilizzo può aiutare a garantire la

95

tracciabilità e a identificare rapidamente eventuali irregolarità.
- Gestione dei rifiuti :
  - I rifiuti biomedici, come aghi e altri strumenti taglienti, devono essere smaltiti in modo sicuro in contenitori adeguati.
  - I rifiuti devono essere smaltiti in conformità alle normative locali.
- Sicurezza del paziente e del personale:
  - Assicurarsi che tutte le attrezzature funzionino in modo corretto e sicuro, per ridurre al minimo i rischi per i pazienti e il personale.
- Valutazione continua :
  - La tecnologia medica si evolve rapidamente. È quindi essenziale valutare continuamente gli strumenti e le tecniche utilizzate per garantire che rimangano all'avanguardia della tecnologia e in linea con le migliori pratiche.

Una gestione rigorosa delle apparecchiature di allergologia e immunologia è essenziale per garantire la sicurezza dei pazienti e del personale. La manutenzione, la sterilizzazione e l'uso sicuro degli strumenti sono aspetti fondamentali della qualità dell'assistenza e della prevenzione delle infezioni.

Innovazioni tecnologiche e il loro impatto sulla pratica

Nell'era della tecnologia e della medicina personalizzata, l'allergologia e l'immunologia stanno beneficiando di progressi rivoluzionari che stanno trasformando l'assistenza ai pazienti. Queste innovazioni non solo migliorano la qualità dell'assistenza, ma semplificano anche la vita degli operatori sanitari e dei pazienti.

- **Teleconsulto :**
  Con l'avvento della telemedicina, sono diventati possibili i consulti a distanza. Ciò consente ai pazienti di accedere agli specialisti senza dover viaggiare, soprattutto a quelli che vivono in aree remote.
- **Applicazioni mobili:**
  I pazienti possono utilizzare le app per monitorare i loro sintomi, assumere i farmaci in tempo o persino eseguire test di funzionalità polmonare a casa. Questi dati possono poi essere condivisi con gli operatori sanitari per un monitoraggio più personalizzato.
- **Tecnologie indossabili:**
  I dispositivi indossabili, come gli orologi e i braccialetti, possono ora monitorare i parametri vitali come la frequenza cardiaca o la saturazione di ossigeno, avvisando i pazienti e i medici di eventuali anomalie.
- **Intelligenza Artificiale (AI):**
  L'AI può aiutare ad analizzare i risultati dei test, a prevedere le reazioni allergiche o a rilevare le malattie autoimmuni in una fase iniziale. Offre assistenza nella diagnosi e nel processo decisionale terapeutico.
- **Terapia genica:**
  Sebbene sia ancora in fase di ricerca per alcune malattie, la terapia genica potrebbe offrire trattamenti curativi per alcune malattie immunitarie, modificando il codice genetico.
- **Stampa 3D:**
  Consente di creare modelli tridimensionali di organi o sistemi immunitari, facilitando l'educazione dei pazienti e la formazione medica.
- **Biotecnologia:**
  I progressi in questo campo hanno portato alla creazione di farmaci biologici che mirano specificamente ad alcune parti del sistema immunitario, offrendo trattamenti più efficaci con minori effetti collaterali.

- **Cartelle cliniche elettroniche (EMR):**
  Una versione più avanzata di EMR, che incorpori l'AI, potrebbe aiutare a rilevare precocemente le complicazioni, ad analizzare i dati del paziente e a coordinare meglio le cure.
- **Piattaforme educative online:**
  Infermieri, medici e pazienti possono accedere a risorse, formazione e webinar per tenersi aggiornati sugli ultimi sviluppi.
- Strumenti di realtà virtuale :
Utilizzati per la formazione medica o per aiutare i pazienti a comprendere la loro malattia, questi strumenti immersivi offrono un'esperienza di apprendimento unica.

L'impatto di queste innovazioni sulla pratica medica è immenso. Consentono diagnosi più precoci, cure più personalizzate e migliorano la qualità di vita dei pazienti. Tuttavia, è essenziale che gli operatori sanitari ricevano una formazione adeguata per utilizzare queste tecnologie in modo efficace. Inoltre, è necessario tenere conto di considerazioni etiche e normative, in particolare per quanto riguarda la protezione dei dati dei pazienti.

Formazione e competenze necessarie per utilizzare gli strumenti

La padronanza degli strumenti e delle attrezzature specifiche dell'allergologia e dell'immunologia è essenziale per garantire la sicurezza del paziente e una diagnosi e un trattamento accurati. Ciò richiede una formazione adeguata e lo sviluppo di competenze specifiche.

- Formazione accademica e clinica :
  - **Laurea in infermieristica**: il punto di partenza è solitamente una laurea in infermieristica, che fornisce un'introduzione alle competenze di

base necessarie per lavorare in un ambiente medico.

- **Formazione specialistica**: una formazione supplementare in allergologia e immunologia è spesso consigliata a coloro che desiderano specializzarsi in questo campo.
- Workshop e formazione pratica:
  - **Tirocini clinici**: gli infermieri devono svolgere dei tirocini in cliniche o ospedali specializzati per acquisire esperienza pratica.
  - **Workshop e seminari**: i produttori di apparecchiature e le associazioni professionali spesso organizzano workshop per formare gli infermieri all'uso di nuovi strumenti o tecnologie.
- Competenze tecniche :
  - **Manipolazione delle apparecchiature**: saper utilizzare, mantenere e risolvere i problemi delle apparecchiature specifiche per l'allergologia e l'immunologia.
  - **Procedure di test**: padroneggiare le procedure di test cutanei, spirometria, somministrazione di vaccini e altre procedure di routine.
- Competenze in materia di sicurezza :
  - **Protocolli di sterilizzazione**: conoscenza dei metodi di sterilizzazione appropriati per ogni strumento.
  - **Prevenzione delle infezioni**: comprendere e seguire i protocolli per prevenire le infezioni incrociate.
- Aggiornamento continuo :
  - **Formazione continua**: con la rapida evoluzione delle tecnologie mediche, è essenziale seguire corsi di formazione regolari per tenersi al passo con gli ultimi progressi.

- Capacità di comunicazione :
  - **Interpretare i risultati**: capacità di leggere, comprendere e comunicare i risultati dei test a medici e pazienti.
  - **Educazione del paziente**: Spiegare ai pazienti le procedure, i trattamenti e i risultati in modo chiaro ed empatico.
- Capacità di gestione :
  - **Organizzazione**: gestire il tempo in modo efficace, organizzare gli appuntamenti e coordinarsi con altri professionisti sanitari.
  - **Documentazione accurata**: mantenere aggiornate le cartelle cliniche, documentare i risultati dei test e gli interventi.
- Sviluppo professionale :
  - **Certificazioni e specializzazioni**: ottenere certificazioni in campi specifici, come l'immunoterapia con allergeni, può migliorare le competenze e la credibilità.
- Pensiero critico e processo decisionale:
  - Analizzare le situazioni, interpretare i dati e prendere decisioni informate per il benessere del paziente.
- Adattabilità :
- Con la tecnologia e i protocolli medici in costante evoluzione, è essenziale essere flessibili e pronti ad imparare e adattarsi.

L'uso sicuro ed efficace degli strumenti in allergologia e immunologia richiede una combinazione di formazione formale, formazione pratica, competenze tecniche e capacità interpersonali. Lo sviluppo continuo di queste competenze assicura che i pazienti ricevano la migliore assistenza possibile.

Capitolo 10

GESTIRE SITUAZIONI COMPLESSE

Pazienti refrattari ai trattamenti standard

Nel campo dell'allergologia e dell'immunologia, alcuni pazienti possono non rispondere ai trattamenti standard o comunemente utilizzati, qualificandosi così come "pazienti refrattari". Comprendere e gestire questi pazienti è una sfida importante per gli operatori sanitari.

- **Che cos'è un paziente refrattario?**
  Un paziente refrattario è un paziente che non risponde al trattamento iniziale o che ha una ricaduta dopo una risposta iniziale. Questa mancata risposta può essere dovuta a una serie di fattori, tra cui la gravità della malattia, la presenza di co-morbilità multiple o variazioni genetiche.
- Cause della refrattarietà:
  - **Caratteristiche individuali**: ogni paziente è unico e la sua genetica, il suo metabolismo o il suo ambiente possono influenzare la risposta al trattamento.
  - **Non conformità al trattamento**: la scarsa aderenza al trattamento, spesso dovuta agli effetti collaterali, può essere una causa.
  - **Complessità della malattia**: le allergie e le malattie autoimmuni possono presentarsi in forme complesse, rendendo alcuni casi più difficili da trattare.
- **Identificazione dei pazienti refrattari**:
  Il monitoraggio regolare dei sintomi, l'uso di test diagnostici e la valutazione della risposta al trattamento sono essenziali per identificare questi pazienti.
- Approcci terapeutici per i pazienti refrattari:
  - **Modifica del trattamento**: Aumento della dose, modifica del farmaco o combinazione di più trattamenti.

- **Trattamenti biologici:** alcuni farmaci biologici possono colpire in modo specifico le parti del sistema immunitario coinvolte nella malattia.
- **Immunoterapia:** per alcuni soggetti allergici, l'immunoterapia può aiutare a desensibilizzare il sistema immunitario.
- **Interventi non farmacologici:** la psicoterapia, la riabilitazione o le tecniche di gestione dello stress possono integrare il trattamento medico.
- Sfide associate alla gestione:
  - **Effetti collaterali:** i trattamenti alternativi o intensificati possono avere effetti collaterali più marcati.
  - **Costo:** alcuni trattamenti per i pazienti refrattari possono essere costosi, ponendo delle sfide in termini di rimborso o di accesso.
  - **Carico emotivo:** la refrattarietà può essere stressante e deprimente per i pazienti, e richiede un supporto psicologico.
- **Collaborazione interdisciplinare:**
  La gestione dei pazienti refrattari può richiedere una stretta collaborazione tra allergologi, immunologi, psicologi e altri specialisti per un approccio olistico.
- **Ricerca e studi clinici:**
  I pazienti refrattari possono avere l'opportunità di partecipare a studi clinici per nuovi trattamenti. Questo è anche un incentivo per la ricerca continua nel settore.
- **Educazione e supporto del paziente:**
  È fondamentale coinvolgere il paziente nel processo decisionale, informarlo sulle opzioni disponibili e sostenerlo emotivamente.

I pazienti refrattari in allergologia e immunologia rappresentano una sfida clinica importante, ma anche un'opportunità per approfondire la nostra comprensione di queste malattie e innovare in termini di trattamento. La gestione personalizzata, la collaborazione interprofessionale e la ricerca continua sono essenziali per fornire la migliore assistenza possibile a questi pazienti.

Allergie e immunodepressioni nei pazienti pediatrici

I bambini non sono semplicemente dei piccoli adulti; il loro sistema immunitario si sviluppa ed evolve nel tempo. Di conseguenza, la gestione delle allergie e delle immunodepressioni nei pazienti pediatrici spesso differisce da quella degli adulti. Affrontiamo questo argomento con precisione, sensibilità e attenzione all'integrità medica.

- Capire le basi:
  - **Sviluppo del sistema immunitario**: fin dalla nascita e durante la crescita, i bambini sono esposti a una moltitudine di antigeni che modellano il loro sistema immunitario.
  - **Fattori genetici e ambientali**: i geni ereditati dai genitori e l'ambiente giocano un ruolo decisivo nello sviluppo di allergie e immunodeficienze.
- Allergie pediatriche:
  - **Allergie alimentari**: include la diagnosi, la gestione e la prevenzione delle allergie più comuni, come quelle al latte, alle uova, alle arachidi, ecc.
  - **Eczema atopico**: una condizione comune nei neonati e nei bambini.
  - **Asma**: i sintomi e la gestione dell'asma nei bambini sono spesso diversi da quelli degli adulti.

- **Allergie stagionali**: reazioni a pollini, muffe e altri allergeni presenti nell'ambiente.
- Immunodepressione pediatrica:
  - **Deficit immunitari primari**: questi deficit sono generalmente genetici e possono interessare diversi componenti del sistema immunitario.
  - **Immunodeficienze secondarie**: possono verificarsi in seguito a infezioni, trattamenti farmacologici o altre condizioni mediche.
  - **Infezioni opportunistiche**: Nei bambini immunocompromessi, le infezioni che sono generalmente benigne possono diventare gravi.
- Diagnosticare e valutare:
  - **Presentazione clinica**: sintomi di allergie e immunodeficienze nei bambini.
  - **Esami diagnostici**: test cutanei, esami del sangue e altre procedure adatte ai bambini.
- Trattamenti specifici per i bambini:
  - **Farmaci** : Dosaggi, modalità di somministrazione ed effetti collaterali nei bambini.
  - **Educazione terapeutica**: come insegnare ai bambini e alle loro famiglie i modi migliori per gestire le loro condizioni.
  - **Aderenza al trattamento**: Assicurare il follow-up e la collaborazione dei giovani pazienti.
- Prevenzione ed educazione:
  - **Vaccinazioni** : Il ruolo essenziale dei vaccini, soprattutto nei bambini immunocompromessi.
  - **Evitare gli allergeni**: suggerimenti per i genitori per evitare l'esposizione agli allergeni più comuni.
  - **Nutrizione e dieta**: l'importanza di una dieta sana e di diete specifiche per i bambini allergici.

- Sfide e supporto psicosociale:
  - **Impatto sulla famiglia**: prendersi cura di un bambino con allergie o immunodepressione può essere stressante per tutta la famiglia.
  - **Supporto psicologico**: l'importanza del supporto emotivo per i bambini e le loro famiglie.
  - **Attività scolastiche e sociali**: come aiutare un bambino allergico o immunocompromesso a vivere normalmente a scuola e in altri ambienti sociali.

La gestione delle allergie e delle immunodepressioni nei bambini richiede un approccio completo e integrato, adattato alle esigenze specifiche della pediatria. Lavorare a stretto contatto con i bambini, le loro famiglie, le scuole e le altre parti interessate è essenziale per garantire il loro benessere, la loro sicurezza e la loro qualità di vita.

Assistenza ai pazienti anziani

Con l'avanzare dell'età, il sistema immunitario subisce cambiamenti strutturali e funzionali, noti come immunosenescenza. I pazienti anziani possono presentare sfide uniche nel campo dell'allergologia e dell'immunologia, richiedendo un approccio personalizzato per le loro esigenze specifiche.

- L'immunosenescenza e le sue implicazioni:
  - **Cambiamenti del sistema immunitario con l'età**: capire come cambia il sistema immunitario con l'età e come questo influisce sulla suscettibilità alle malattie e alle infezioni.
  - **Maggiore vulnerabilità**: i pazienti anziani sono spesso più vulnerabili alle infezioni e possono sperimentare reazioni allergiche atipiche.

- Allergie nei pazienti anziani:
  - **Manifestazioni cliniche**: i sintomi allergici possono essere attenuati, atipici o mascherati da altre condizioni comuni negli anziani.
  - **I trigger**: esplorazione degli allergeni comuni e del modo in cui influenzano gli anziani.
- Immunosoppressione nei pazienti anziani:
  - **Cause e conseguenze**: le carenze immunitarie possono essere amplificate da altre malattie croniche, trattamenti farmacologici e immunosenescenza.
  - **Gestione**: l'importanza di una valutazione e di un monitoraggio appropriati per ridurre al minimo i rischi.
- Diagnosi nei pazienti anziani:
  - **Sfide speciali**: i test standard possono dover essere adattati o interpretati in modo diverso.
  - **Importanza dell'anamnesi**: un'anamnesi accurata è essenziale, data la probabilità di co-morbilità e di farmaci concomitanti.
- Trattamenti adattati ai pazienti anziani:
  - **Farmaci e dosaggi**: tenga conto dei cambiamenti nella farmacocinetica e nella farmacodinamica con l'età.
  - **Gestione degli effetti collaterali**: gli anziani possono essere più sensibili ad alcuni effetti collaterali o interazioni farmacologiche.
- Approccio olistico:
  - **Prendere in considerazione le co-morbilità**: i pazienti anziani hanno spesso una serie di condizioni concomitanti che possono influenzare la loro gestione.
  - **Aspetti psicosociali**: l'importanza del supporto emotivo, delle abitudini di vita e del contesto sociale.

- Educazione e prevenzione:
    - **Aderenza al trattamento**: Assicurare la comprensione e la collaborazione del paziente, tenendo conto di eventuali limitazioni cognitive o fisiche.
    - **Vaccinazioni**: Le raccomandazioni di vaccinazione possono essere diverse e sono essenziali per proteggere gli anziani dalle infezioni.

- Collaborazione multidisciplinare:
    - **Coordinamento delle cure**: collaborazione con altri specialisti, come i geriatri, per fornire un'assistenza completa.
    - **Famiglia e assistenti**: Il ruolo essenziale dei parenti nell'assistenza, nel supporto e nel processo decisionale.

La gestione dei pazienti anziani in allergologia e immunologia richiede una comprensione approfondita dei cambiamenti legati all'età e delle sfide specifiche associate a questa popolazione. Un approccio personalizzato, multidisciplinare e attento garantirà un'assistenza ottimale e una migliore qualità di vita per questi pazienti.

Sfide legate a malattie rare e orfane

Il termine 'malattie rare' si riferisce a un'ampia categoria di malattie che colpiscono una piccola percentuale della popolazione. Nel contesto dell'allergologia e dell'immunologia, alcune di queste malattie sono definite 'orfane' perché non attirano l'attenzione dei ricercatori o dell'industria farmaceutica a causa della loro bassa prevalenza. Queste malattie pongono sfide uniche sia agli operatori sanitari che ai pazienti.

- Comprendere le malattie rare:
  - **Definizione e classificazione**: cosa si intende per "malattie rare" e come vengono classificate in allergologia e immunologia.
  - **Epidemiologia**: la prevalenza, la distribuzione e l'evoluzione di queste malattie.
- Diagnosi: un percorso pieno di insidie :
  - **Ritardi nella diagnosi**: molti pazienti con malattie rare passano anni senza una diagnosi precisa.
  - **Complessità dei sintomi**: le manifestazioni possono essere vaghe, atipiche o assomigliare ad altre condizioni più comuni.
- Mancanza di ricerca e di dati:
  - **Finanziamenti limitati**: la ricerca sulle malattie rare è spesso sottofinanziata perché non attira l'interesse commerciale.
  - **Studi clinici**: difficoltà a condurre studi solidi a causa del numero ridotto di pazienti.
- Sfide terapeutiche :
  - **Trattamenti limitati o inesistenti**: Molte malattie rare non hanno un trattamento specifico.
  - **Farmaci orfani**: le sfide e le speranze legate allo sviluppo di farmaci per queste malattie.
- Assistenza completa al paziente:
  - **Approccio multidisciplinare**: la necessità di una stretta collaborazione tra vari specialisti per affrontare tutti gli aspetti della malattia.
  - **Supporto psicologico**: riconoscere e gestire l'impatto emotivo e psicologico sui pazienti e sulle loro famiglie.
- Educazione e consapevolezza :
  - **Formazione degli operatori sanitari**: garantire che gli assistenti siano ben informati e preparati a identificare e gestire queste malattie.

- **Sensibilizzare l'opinione pubblica**: aumentare la visibilità di queste malattie per attirare l'attenzione, i finanziamenti e la ricerca.
- Collaborazione e reti :
  - **Centri di riferimento**: l'importanza dei centri specializzati per fornire cure specialistiche.
  - **Reti di pazienti** : Le associazioni di pazienti svolgono un ruolo cruciale nel fornire supporto, informazioni e campagne per la ricerca.
- Aspetti etici e sociali :
  - **Accesso alle cure**: garantire che tutti i pazienti, indipendentemente dalla loro situazione geografica o socio-economica, abbiano accesso alle cure e all'assistenza.
  - **Questioni etiche**: diagnosi prenatale, genetica e fine della vita.

Le malattie rare e orfane in allergologia e immunologia richiedono un'attenzione particolare. Sebbene colpiscano una piccola percentuale della popolazione, l'impatto sulle persone affette e sulle loro famiglie è profondo. Un approccio olistico e incentrato sul paziente, combinato con una ricerca vigorosa, è essenziale per migliorare la diagnosi, il trattamento e la qualità di vita di questi pazienti.

Capitolo 11

RICERCA ALLERGOLOGICA E IMMUNOLOGIA

L'importanza della ricerca clinica e fondamentale

L'allergologia e l'immunologia, come tutte le discipline mediche, si basano su decenni, persino secoli, di ricerca. L'innovazione, l'esplorazione e la comprensione continuano ad evolversi grazie agli sforzi combinati della ricerca di base e della ricerca clinica. Questi due pilastri, sebbene distinti nei loro approcci, sono intrinsecamente legati e sono essenziali per ottenere miglioramenti significativi nell'assistenza ai pazienti.

- Ricerca fondamentale: esplorare le basi:
    - **Definizione e ambito**: capire cos'è la ricerca di base e come si differenzia dalla ricerca applicata.
    - **Meccanismi immunologici**: studiare come funziona il sistema immunitario a livello molecolare, cellulare e sistemico.
    - **Origini delle malattie**: identificare i fattori scatenanti genetici, ambientali e fisiologici delle malattie allergiche e immunologiche.
- Ricerca clinica: dal laboratorio al letto del paziente:
    - **Fasi della sperimentazione clinica**: comprendere le fasi della sperimentazione di nuove terapie, dalla sicurezza all'efficacia.
    - **Studi epidemiologici**: analizzare le tendenze, le cause e gli effetti delle malattie a livello di popolazione.
    - **Ricerca sull'efficacia dei trattamenti**: Valutare il funzionamento dei trattamenti in condizioni di vita reale.
- L'interfaccia tra ricerca di base e clinica:
    - **Trasferimento di conoscenze**: come si possono tradurre le scoperte di laboratorio in potenziali terapie?

- **Collaborazione interdisciplinare**: l'importanza di combinare competenze diverse per una ricerca innovativa e integrativa.
- Impatto sul trattamento e sulla prevenzione :
  - **Nuovi farmaci e terapie**: come la ricerca sta portando allo sviluppo di nuovi trattamenti più efficaci e meno invasivi.
  - **Strategie di prevenzione**: utilizzare la ricerca per anticipare e prevenire le malattie prima che si manifestino.
- Sfide ed etica della ricerca:
  - **Questioni etiche**: considerazioni sulla sperimentazione clinica, la genomica e la biologia sintetica.
  - **Finanziamento e supporto**: le sfide associate all'ottenimento di finanziamenti sufficienti e sostenibili per la ricerca.
- Il futuro della ricerca allergologica e immunologica:
  - **Terapie personalizzate**: Utilizzando la genetica e la medicina di precisione per adattare i trattamenti alle esigenze individuali.
  - **Tecnologie emergenti**: Le innovazioni, come l'editing del genoma e l'intelligenza artificiale, che stanno dando forma alla ricerca futura.

La ricerca, sia fondamentale che clinica, è la forza trainante del progresso in allergologia e immunologia. Ci permette di migliorare costantemente la comprensione delle malattie, di sviluppare nuovi trattamenti e di spostare le frontiere di ciò che la medicina può raggiungere. Per gli operatori sanitari, tenersi aggiornati sugli ultimi progressi è essenziale per offrire la migliore assistenza possibile ai loro pazienti.

Come può contribuire l'infermiera per la ricerca

Gli infermieri occupano una posizione unica nel settore sanitario, essendo sia al centro dell'assistenza clinica che all'interfaccia tra il paziente e l'équipe medica. Questa posizione privilegiata consente loro di svolgere un ruolo cruciale nella ricerca, in particolare in Allergologia e Immunologia.

- Ruolo di raccolta dati :
  - **Annotazione clinica approfondita**: documentando attentamente i sintomi dei pazienti, le reazioni al trattamento e altre osservazioni rilevanti, gli infermieri forniscono dati essenziali per la ricerca clinica.
  - **Follow-up post-trattamento**: osservazioni sulla durata dei trattamenti, sulla comparsa di effetti collaterali o sulla qualità di vita dei pazienti.
- Collegamento tra pazienti e ricercatori:
  - **Reclutamento per gli studi clinici**: l'infermiera può identificare i pazienti che potrebbero trarre beneficio dagli studi clinici e indirizzarli verso queste opportunità.
  - **Educazione e consenso**: spiegare ai pazienti lo scopo, i benefici e i rischi delle sperimentazioni cliniche, ottenendo il loro consenso informato.
- Condurre progetti di ricerca infermiera:
  - **Identificare i problemi**: in base alla loro esperienza clinica, gli infermieri possono identificare le aree che richiedono ricerca o miglioramento.
  - **Sviluppare e implementare protocolli**: progettare piccoli studi per testare, ad

esempio, nuove procedure di cura o interventi educativi.

- Partecipazione a studi multidisciplinari:
  - **Team di ricerca**: collaborazione con medici, ricercatori, farmacisti e altri professionisti della salute.
  - **Contributo di una prospettiva clinica**: condividere le intuizioni basate sull'esperienza assistenziale quotidiana per migliorare la progettazione e l'implementazione degli studi.
- Pubblicazione e distribuzione:
  - **Scrivere articoli**: condividere i risultati della ricerca o delle analisi della letteratura in riviste specializzate.
  - **Conferenze e workshop**: presenti i risultati ai colleghi, partecipi ai dibattiti e si tenga aggiornato sugli ultimi progressi.
- Formazione continua e specializzazione :
  - **Corsi e qualifiche**: Formazione specifica nella ricerca infermiera.
  - **Titoli di studio avanzati**: proseguire gli studi post-laurea per specializzarsi ulteriormente nella ricerca, come un master o un dottorato in Infermiera.
- Avvocato della ricerca basata sull'evidenza :
  - **Promuovere la pratica migliore**: garantire che l'assistenza fornita sia basata sulle prove più recenti e solide.
  - **Feedback sui protocolli esistenti**: Suggerisca miglioramenti basati su ricerche e feedback recenti.

Il ruolo dell'infermiera nella ricerca è quindi vario ed essenziale. Che si tratti di raccogliere dati, condurre progetti o diffondere conoscenze, gli infermieri sono attori chiave nell'avanzamento della ricerca in Allergologia e Immunologia. Il loro contributo assicura che la ricerca sia rilevante, incentrata sul paziente e, soprattutto, applicabile alla pratica clinica quotidiana.

Le ultime importanti scoperte e il loro coinvolgimento

L'allergologia e l'immunologia sono campi in costante evoluzione. La ricerca è fiorente e porta regolarmente a scoperte che trasformano la comprensione e la gestione delle malattie allergiche e immunitarie. Ecco alcuni dei progressi più significativi degli ultimi anni e le loro implicazioni per la pratica clinica:

- **Microbioma e salute immunitaria** :
  Scoperta: l'intestino ospita trilioni di microbi (batteri, virus, funghi) che svolgono un ruolo cruciale nella regolazione del nostro sistema immunitario.
  Implicazioni: queste scoperte mettono in discussione il modo in cui si sviluppano le allergie e alcune malattie autoimmuni, aprendo la strada a trattamenti basati sulla modulazione del microbioma, come i probiotici o i trapianti fecali.
- **Terapie biologiche per le malattie autoimmuni e allergiche**:
  Scoperta: farmaci mirati progettati per bloccare molecole specifiche coinvolte nell'infiammazione e nella risposta immunitaria.
  Implicazione: questi farmaci offrono trattamenti più efficaci e meno tossici per malattie come l'asma grave, la dermatite atopica e l'artrite reumatoide.
- **Trattamento dell'anafilassi**:
  Scoperta: nuovi autoiniettori di adrenalina più facili da usare e formazione sul loro utilizzo.
  Implicazione: somministrazione più rapida ed efficace di adrenalina in caso di anafilassi, aumentando le

possibilità di sopravvivenza e riducendo le complicazioni.

- **Desensibilizzazione agli allergeni alimentari** :
  Scoperta: protocolli di immunoterapia orale per desensibilizzare gradualmente i pazienti allergici a determinati alimenti.
  Implicazione: le persone con allergie alimentari gravi possono potenzialmente essere trattate per aumentare la loro tolleranza all'allergene, riducendo così il rischio di reazioni gravi.
- **Genetica delle malattie immunitarie:**
  Scoperta: identificazione di geni specifici associati a malattie immunitarie, come l'immunodeficienza primaria.
  Implicazioni: diagnosi più precoci e precise e possibilità di terapie geniche per trattare alcune di queste condizioni in futuro.
- **Immunoterapia in oncologia:**
  Scoperta: utilizzare il sistema immunitario per attaccare ed eliminare le cellule tumorali.
  Implicazione: questo progresso ha rivoluzionato il trattamento di alcuni tipi di cancro, offrendo opzioni terapeutiche dove c'era poca o nessuna speranza.

L'impatto di queste scoperte è vasto, offrendo nuove prospettive di trattamento, migliorando la qualità di vita dei pazienti e, in alcuni casi, fornendo una cura. Si tratta di un promemoria del potere della ricerca e della sua importanza nel campo medico, nonché del ruolo essenziale degli operatori sanitari, tra cui gli infermieri, nel tradurre queste scoperte in cure benefiche per i pazienti.

Il futuro della ricerca e campi emergenti

L'allergologia e l'immunologia, in quanto campi interconnessi della medicina, continuano ad evolversi rapidamente e nuove aree di ricerca emergono costantemente. Queste aree promettono di portare nuove conoscenze e potenziali progressi terapeutici. Ecco un assaggio di ciò che il futuro potrebbe riservare alla ricerca in Allergologia e Immunologia:

- Immunoterapia personalizzata :
  - *Focus*: Personalizzare i trattamenti immunoterapeutici in base alle caratteristiche genetiche e immunologiche individuali del paziente.
  - *Potenziale*: offrire trattamenti più efficaci con meno effetti collaterali, che portano a una migliore qualità di vita.
- Neuroimmunologia :
  - *Area di interesse*: studio delle interazioni tra il sistema nervoso e il sistema immunitario.
  - *Potenziale*: comprendere i legami tra stress, depressione e disfunzione immunitaria, aprendo la strada a nuovi approcci terapeutici.
- Epigenetica delle malattie immunitarie :
  - *Focus*: capire come i fattori ambientali modificano l'espressione dei geni legati alla risposta immunitaria senza modificare il DNA stesso.
  - *Potenziale*: identificare nuovi meccanismi patologici e nuovi bersagli terapeutici.
- Microbioma e allergologia:
  - *Area di interesse*: studiare come i cambiamenti nel microbioma possono influenzare la prevalenza e la gravità delle allergie.
  - *Potenziale*: sviluppare interventi per ripristinare o modulare il microbioma al fine di prevenire o trattare le allergie.

- Le tecnologie CRISPR e l'editing genico :
  - *Area di interesse*: Utilizzo di tecniche di gene-editing per correggere o modificare i geni responsabili dei disturbi immunitari.
  - *Potenziale*: trattare le malattie genetiche alla radice, offrendo potenzialmente cure per condizioni attualmente incurabili.
- Nanotecnologia in immunologia :
  - *Area di interesse*: uso di nanoparticelle per somministrare farmaci, vaccini o modulatori del sistema immunitario.
  - *Potenziale*: aumentare l'efficacia dei trattamenti riducendo gli effetti collaterali.
- Immunologia ambientale :
  - *Focus*: comprendere l'impatto degli inquinanti, delle tossine e del cambiamento climatico sul sistema immunitario.
  - *Potenziale*: prevenire e trattare le malattie associate a fattori ambientali.

Queste e altre aree emergenti definiscono la frontiera della ricerca in Allergologia e Immunologia. Gli investimenti continui in queste aree possono portare a scoperte trasformative, migliorando l'assistenza ai pazienti in tutto il mondo. Per gli operatori sanitari, compresi gli infermieri, tenersi aggiornati su questi progressi è essenziale per fornire un'assistenza ottimale e guidare i pazienti nel complesso panorama delle opzioni terapeutiche.

Capitolo 12

PASSAGGIO AD ALTRE SPECIALITÀ O A POSIZIONI AVANZATE

L'infermiera in Allergologia e Immunologia

Gli infermieri (NP) svolgono un ruolo cruciale nella cura dei pazienti con disturbi allergici e immunologici. La loro formazione avanzata, unita alle loro capacità di valutazione clinica e di gestione terapeutica, rendono i medici di famiglia un anello essenziale nel continuum di cure offerte a questi pazienti.

- Definizione e riconoscimento professionale :
    - *Origini ed evoluzione del ruolo del PI*: una breve storia dello sviluppo di questa professione.
    - *Quadro normativo*: i criteri di idoneità, formazione e certificazione necessari per lavorare come PI.
    - Distinzione tra infermiere e infermiere professionista: chiarimento delle competenze e delle responsabilità.
- Competenze e formazione :
    - *Formazione accademica*: il corso universitario e i tirocini clinici necessari per diventare PI in Allergologia e Immunologia.
    - *Formazione continua*: l'importanza di aggiornare regolarmente le conoscenze e le competenze.
- Aree di competenza :
    - *Valutazione clinica avanzata*: la capacità di effettuare esami approfonditi e di interpretare risultati complessi.
    - *Terapia su prescrizione*: la capacità di iniziare, regolare o interrompere i trattamenti in collaborazione con i medici.
    - *Monitoraggio e coordinamento dell'assistenza*: garantire la continuità

dell'assistenza ai pazienti, in collaborazione con altri professionisti della salute.

- Ruolo specifico in Allergologia e Immunologia:
  - *Assistenza ai soggetti allergici*: valutazione, diagnosi e follow-up dei pazienti con varie allergie.
  - *Gestione delle immunodeficienze*: screening, monitoraggio e invio di pazienti con immunodeficienze.
  - *Educazione terapeutica*: sensibilizzazione sugli allergeni, somministrazione di trattamenti e prevenzione degli attacchi.
- Sfide e opportunità:
  - *Collaborazione interprofessionale*: l'importanza di lavorare in sinergia con medici, farmacisti e altri operatori sanitari.
  - *Le sfide della professione*: limiti normativi, ostacoli al riconoscimento professionale e sfide cliniche.
  - *Opportunità per il futuro*: Estendere l'ambito della pratica, partecipare alla ricerca clinica e contribuire alla formazione medica continua.
- Casi clinici e testimonianze:
  - Storie di vita reale che illustrano il ruolo della PI in Allergologia e Immunologia, evidenziando il suo impatto sul miglioramento dell'assistenza ai pazienti.

L'infermiera in Allergologia e Immunologia è un pilastro dell'assistenza al paziente. La loro formazione approfondita e le loro competenze cliniche avanzate consentono loro di fornire un'assistenza di alta qualità, di colmare le lacune dei sistemi sanitari e di contribuire attivamente allo sviluppo delle pratiche mediche in questo settore specialistico.

Il passaggio all'insegnamento o formazione

La carriera di un infermiere di Allergologia e Immunologia non si limita all'assistenza diretta ai pazienti. Con l'esperienza, molti infermieri sono attratti dal mondo dell'insegnamento, cercando di formare la prossima generazione di professionisti sanitari in questa entusiasmante specialità. Questa transizione, sebbene naturale, richiede una preparazione e una riflessione specifiche.

- Motivazioni per l'insegnamento :
    - *Restituire*: Contribuire alla formazione e al tutoraggio dei futuri infermieri.
    - *Soddisfazione professionale*: il piacere di vedere gli studenti svilupparsi e avere successo.
    - *Stimolazione intellettuale*: tenersi aggiornati sulle ultime ricerche e sui progressi del settore.
- Competenze e qualità richieste:
    - *Eccellenza clinica*: solida esperienza e conoscenza approfondita della specialità.
    - *Capacità di insegnamento*: saper trasmettere le conoscenze in modo efficace.
    - *Pazienza ed empatia*: comprendere le esigenze individuali degli studenti e adattarsi al loro ritmo di apprendimento.
- I diversi percorsi formativi:
    - *Insegnamento accademico*: insegnamento presso istituti di formazione infermiera o università.
    - *Formazione clinica*: supervisione e tutoraggio degli studenti durante i loro tirocini.
    - *Workshop e seminari*: organizzare o partecipare a corsi di formazione continua per professionisti.

- Prepararsi alla transizione :
    - *Formazione degli insegnanti*: acquisire le competenze didattiche necessarie.
    - *Ottenere un mentore*: beneficiare dell'esperienza e dei consigli di un insegnante esperto.
    - *Familiarizzare con il mondo accademico*: capire come funzionano le istituzioni educative e cosa si aspettano.
- Le sfide e le ricompense dell'insegnamento :
    - *Gestire la diversità degli studenti*: Ogni studente è unico, con i suoi punti di forza, le sue debolezze e il suo stile di apprendimento.
    - *Equilibrio tra insegnamento e pratica clinica*: trovare il giusto equilibrio tra rimanere attivi nella pratica clinica e dedicarsi all'insegnamento.
    - *Le gioie dell'insegnamento*: I momenti gratificanti quando gli studenti hanno successo e dimostrano competenza.
- Prospettive future :
    - *Progressione nella gerarchia accademica*: diventare capo dipartimento o programma.
    - *Contributo alla ricerca sull'educazione infermieristica*: partecipare a studi e pubblicazioni relativi all'educazione infermieristica.
    - *Sviluppo professionale continuo*: cerca sempre di migliorare i metodi e le tecniche di insegnamento.

Il passaggio da infermiera a insegnante è un percorso gratificante che offre molte opportunità di crescita professionale. Formando e guidando la prossima generazione, questi infermieri educatori svolgono un ruolo essenziale nell'evoluzione e nel miglioramento continuo della professione infermieristica.

L'Infermiera ricercatrice o consulente

Con la costante evoluzione delle conoscenze mediche, la necessità di integrare la ricerca nella pratica infermiera non è mai stata così cruciale. Inoltre, con la crescente complessità dell'assistenza sanitaria, c'è una crescente richiesta di consulenti specializzati per guidare la pratica e la politica. Gli infermieri con esperienza in allergologia e immunologia possono quindi diversificarsi come ricercatori o consulenti.

- L'Infermiera ricercatrice:
  - *Definizione del ruolo*: si dedica alla progettazione, all'implementazione e all'analisi di studi clinici o fondamentali.
  - *Importanza della ricerca infermiera*: contribuire alla base di conoscenze per migliorare la pratica clinica e i risultati dei pazienti.
  - *Opportunità di ricerca*: studi sull'efficacia degli interventi, sulla qualità delle cure, sull'educazione dei pazienti, ecc.
  - *Collaborazione interdisciplinare*: lavorare con medici, farmacisti, biologi e altri professionisti.
  - *Diffondere i risultati*: pubblicare su riviste specializzate, presentare a conferenze, incorporare i risultati nella formazione continua.
- L'Infermiera consulente :
  - *Definizione del ruolo*: competenza clinica avanzata per guidare le pratiche, sviluppare protocolli o fornire consulenza su situazioni cliniche complesse.
  - *Aree di consulenza*: gestione dei casi, politiche assistenziali, sviluppo di programmi di educazione del paziente.

- *Collaborazione con altre istituzioni*: ospedali, cliniche, istituti scolastici, aziende farmaceutiche.
- *Formazione continua*: aggiorna costantemente le sue conoscenze per offrire una consulenza basata sulle prove più recenti.
- Formazione e competenze richieste :
  - *Formazione specializzata* : Laurea avanzata in ricerca, epidemiologia, biostatistica o altri campi rilevanti.
  - *Capacità analitiche*: capacità di progettare studi, analizzare dati e valutare la letteratura scientifica.
  - *Comunicazione efficace*: capacità di presentare informazioni in modo chiaro, scrivere articoli e collaborare con altri professionisti.
- Sfide e premi :
  - *La necessità di un pensiero critico*: mettere costantemente in discussione le pratiche consolidate e cercare miglioramenti.
  - *Bilanciare diversi ruoli*: navigare tra ricerca, consulenza, lavoro clinico e talvolta insegnamento.
  - *Impatto duraturo*: la soddisfazione di contribuire al miglioramento delle cure, allo sviluppo della professione e a una migliore qualità di vita dei pazienti.
- Prospettive future :
  - *Opportunità di leadership*: assumere ruoli di leadership in istituti di ricerca, associazioni professionali o organizzazioni sanitarie.
  - *Ampliare l'ambito della consulenza*: con l'evoluzione della medicina, emergono nuove nicchie di competenza, che richiedono consulenti specializzati.

- *Contributo alla politica sanitaria*: utilizzare la sua esperienza per influenzare la politica e la pratica a livello nazionale o internazionale.

L'Infermiera ricercatrice o consulente svolge un ruolo cruciale, combinando un'approfondita esperienza clinica con un'ampia visione dell'assistenza sanitaria. Affrontando le sfide con un approccio basato sull'evidenza, contribuisce a plasmare il futuro dell'Infermiera e a migliorare la qualità dell'assistenza per tutti i pazienti.

Competenze e formazione aggiuntiva per la progressione di carriera

Il mondo dell'assistenza sanitaria è in continua evoluzione e gli infermieri di allergologia e immunologia devono costantemente svilupparsi e adattarsi. La progressione di carriera spesso richiede competenze e formazione aggiuntive per soddisfare le mutevoli esigenze dell'ambiente e per passare a posizioni di maggiore responsabilità o specializzazione.

- Formazione avanzata :
    - *Master e Dottorato in Infermieristica*: questi programmi offrono una formazione approfondita nella ricerca, nella leadership e nell'educazione.
    - *Certificazioni specializzate*: Le certificazioni in Allergologia, Immunologia o altri campi correlati possono aggiungere un riconoscimento formale alle competenze specifiche.
    - *Corsi brevi e workshop*: possono riguardare nuove tecniche, tecnologie emergenti o argomenti specifici come l'etica medica o la gestione dello stress.

- Capacità di leadership e di gestione:
    - *Gestione del team*: saper motivare, guidare e gestire un team di infermieri o di operatori sanitari.
    - *Gestione di progetti*: pianificazione, esecuzione e valutazione di iniziative assistenziali o progetti di ricerca.
    - *Processo decisionale strategico*: capacità di vedere il quadro generale e di prendere decisioni informate per il bene dell'istituzione o del dipartimento.
- Capacità di comunicazione :
    - *Presentazione e formazione*: capacità di insegnare, presentare lezioni o condurre corsi di formazione.
    - *Negoziazione*: saper comunicare in modo efficace per ottenere risorse o collaborare con altri reparti.
    - *Comunicazione interculturale*: con la globalizzazione dell'assistenza sanitaria, è fondamentale comprendere e interagire efficacemente con persone di culture diverse.
- Competenze tecnologiche :
    - *Informatica medica*: padroneggiare i sistemi di informazione sanitaria, le cartelle cliniche elettroniche e le tecnologie correlate.
    - *Telemedicina*: comprendere e utilizzare efficacemente le tecnologie di assistenza a distanza, in particolare con lo sviluppo di consultazioni a distanza.
    - *Analisi dei dati* : Con la crescente importanza dei dati nell'assistenza sanitaria, la capacità di analizzare e interpretare i dati è essenziale.
- Sviluppo personale e benessere:
    - *Gestione dello stress*: imparare le tecniche per gestire lo stress inerente alla professione.
    - *Capacità di resilienza*: capacità di riprendersi dalle prove o dalle sfide.

- *Networking*: stabilire relazioni professionali all'interno e all'esterno della sua specializzazione per ampliare i suoi orizzonti e cogliere nuove opportunità.

La progressione di carriera di un infermiere in Allergologia e Immunologia non si limita alla padronanza delle competenze cliniche. Comprende una gamma diversificata di competenze interpersonali, tecnologiche e manageriali. Investendo continuamente nello sviluppo professionale e cercando opportunità di formazione, l'infermiera può non solo eccellere nel suo ruolo attuale, ma anche aprire la strada a più ampie opportunità di leadership e di impatto nel mondo della sanità.

Capitolo 13

REVISIONE
E
PROSPETTIVE

A che punto sono l'Allergologia e l'Immunologia oggi?

L'allergologia e l'immunologia, due discipline strettamente correlate, hanno registrato importanti progressi negli ultimi decenni e la loro importanza è aumentata nel contesto medico odierno. Sono all'avanguardia della medicina moderna, rispondendo alle complesse sfide della salute e alle crescenti esigenze di assistenza specialistica.

- Aumento dei casi di allergia:
    - Nel mondo industrializzato, stiamo assistendo a un aumento significativo delle malattie allergiche. Le allergie respiratorie, alimentari e cutanee sono diventate più comuni e gli studi suggeriscono che i fattori ambientali, lo stile di vita e persino il microbiota intestinale possano giocare un ruolo in questa tendenza.
- Sviluppi nella comprensione immunologica :
    - L'era moderna dell'immunologia ha visto notevoli scoperte sul funzionamento del sistema immunitario. La ricerca sulle cellule T e B, sulle citochine e sui meccanismi dell'autoimmunità ha portato a una migliore comprensione delle malattie immunologiche.
- Immunoterapie avanzate :
    - Lo sviluppo di trattamenti innovativi, come le terapie CAR-T per alcuni tipi di cancro o gli inibitori del checkpoint immunitario, ha rivoluzionato il trattamento di malattie precedentemente considerate incurabili.
- Trattamento personalizzato:
    - Grazie all'era della medicina genomica, i trattamenti possono essere adattati alla genetica e al profilo immunologico di ciascun paziente, offrendo approcci più mirati ed efficaci.

- Interconnessione con altre specialità:
    - L'allergologia e l'immunologia hanno ramificazioni in altri campi medici, come la dermatologia, la pneumologia, la gastroenterologia e la reumatologia, per citarne solo alcuni. Questa convergenza consente approcci terapeutici multidisciplinari.
- Sfide persistenti:
    - Nonostante questi progressi, rimangono delle sfide. La crescente prevalenza di allergie e malattie autoimmuni, associate a fattori ambientali e genetici, richiede una ricerca costante per comprendere questi fenomeni.
- Impatto della pandemia COVID-19 :
    - La pandemia ha evidenziato l'importanza cruciale dell'immunologia. La comprensione della risposta immunitaria al virus, lo sviluppo di vaccini in tempi record e la gestione delle complicazioni immunologiche associate alla malattia hanno rafforzato l'importanza di questa specialità.
- Tecnologie emergenti :
    - L'integrazione di intelligenza artificiale, bioinformatica e tecnologie di sequenziamento di nuova generazione promette di rivoluzionare il modo in cui comprendiamo e trattiamo le malattie allergiche e immunologiche.
- Educazione e consapevolezza :
    - È diventato imperativo educare il pubblico in generale sulle allergie, sull'importanza delle vaccinazioni e sulla comprensione dei meccanismi immunologici, per combattere la disinformazione e promuovere la prevenzione.

L'allergologia e l'immunologia si trovano ad un crocevia entusiasmante, che combina scienza all'avanguardia, trattamenti innovativi e crescente importanza clinica. Con la rapida evoluzione della scienza e della tecnologia, il futuro di queste discipline è promettente, sebbene sia anche irto di sfide che richiederanno perseveranza, innovazione e collaborazione.

Le sfide future per la specialità e per le infermiere

L'allergologia e l'immunologia, come la maggior parte delle discipline mediche, sono in costante evoluzione. Queste specialità sono al centro di numerosi dibattiti e scoperte mediche e devono affrontare sfide significative per il futuro. In quanto anello essenziale della catena sanitaria, gli infermieri saranno direttamente interessati e dovranno adattarsi a queste sfide.

- Aumentare l'assistenza per le allergie :
  - Con l'aumento mondiale dei casi di allergia, la richiesta di specialisti e infermieri formati in allergologia continuerà a crescere. Ciò significa un maggior carico di lavoro, ma anche la necessità di una formazione continua per mantenersi aggiornati.
- Sviluppi tecnologici :
  - La tecnologia sta trasformando la medicina. L'adozione della telemedicina, della realtà virtuale per l'educazione del paziente e delle applicazioni mobili per il monitoraggio del trattamento sono tutti elementi a cui gli infermieri dovranno abituarsi.
- Complessità dei nuovi trattamenti :
  - Con l'avvento delle terapie geniche, delle biotecnologie e delle immunoterapie sofisticate, gli infermieri dovranno conoscere a fondo questi trattamenti per poterli somministrare in modo sicuro ed educare i pazienti.

- Educazione e prevenzione :
    - L'importanza di prevenire le allergie e le malattie autoimmuni richiederà agli infermieri un ruolo crescente nell'educazione dei pazienti e del pubblico in generale.
- Collaborazione interdisciplinare :
    - Poiché l'Allergologia e l'Immunologia sono sempre più interconnesse con altre specialità, gli infermieri dovranno lavorare a stretto contatto con professionisti di altre discipline, richiedendo capacità di comunicazione e coordinamento.
- Etica e consenso informato :
    - I trattamenti futuri, in particolare quelli che modificano geneticamente le cellule del paziente, solleveranno questioni etiche. Gli infermieri dovranno essere formati per discutere di questi problemi con i pazienti e ottenere il consenso informato.
- Ricerca clinica :
    - L'importanza della ricerca nello sviluppo della specialità non può essere sottovalutata. Gli infermieri potrebbero svolgere un ruolo più attivo, non solo somministrando trattamenti sperimentali, ma anche partecipando alla progettazione e all'implementazione di studi clinici.
- Sfide globali e ambientali:
    - Il cambiamento climatico, l'inquinamento e altre sfide ambientali stanno influenzando l'incidenza delle malattie allergiche e autoimmuni. Gli infermieri devono essere consapevoli di questi fattori per adattare le loro cure e i loro consigli.
- Supporto emotivo e psicologico :
    - I pazienti con allergie gravi o malattie autoimmuni possono affrontare sfide emotive

significative. Gli infermieri dovranno rafforzare le loro capacità di supporto psicologico.

- Formazione continua :
  - Dati i rapidi cambiamenti in atto nella medicina, la formazione continua sarà essenziale per garantire che gli infermieri rimangano competenti e aggiornati.

L'allergologia e l'immunologia, come qualsiasi altro campo medico in rapida evoluzione, offrono opportunità e sfide per gli infermieri. Anticipando questi problemi e adattandosi in modo proattivo, gli infermieri possono garantire un'assistenza ottimale ai loro pazienti, migliorando al contempo la propria carriera.

Integrare nuove tecnologie e approcci

All'intersezione tra scienza, medicina e tecnologia, l'Allergologia e l'Immunologia hanno assistito a una trasformazione senza precedenti. Gli infermieri, essendo in prima linea nell'assistenza ai pazienti, svolgono un ruolo centrale nell'integrazione e nell'adozione di questi progressi. Capire come queste nuove tecnologie e approcci stiano plasmando la pratica quotidiana è essenziale per una cura ottimale del paziente.

- Telemedicina e consultazioni a distanza :
  - **Definizione**: utilizzo delle tecnologie di comunicazione per fornire assistenza a distanza.
  - **Applicazioni in Allergologia e Immunologia**: monitoraggio del paziente, interpretazione dei test a distanza, educazione e consulenza.
  - **Vantaggi**: flessibilità, accessibilità per i pazienti remoti, riduzione dei costi.

- **Sfide**: riservatezza, qualità dell'interazione paziente-assistito, limiti tecnici.
- Applicazioni mobili e dispositivi palmari :
  - **Monitoraggio in tempo reale**: dispositivi che monitorano e registrano i parametri fisiologici, come i livelli di ossigeno, la frequenza cardiaca o i trigger allergici.
  - **Aderenza al trattamento**: Applicazioni che ricordano alle persone di prendere i farmaci, di seguire le diete o i piani d'azione per le crisi epilettiche.
  - **Educazione e informazione**: App che forniscono informazioni aggiornate sulle allergie, sugli allarmi pollini o sulle nuove scoperte in immunologia.
- Realtà aumentata e virtuale:
  - **Formazione e istruzione**: simulazione di situazioni cliniche per formare gli infermieri o educare i pazienti.
  - **Guida per le procedure**: utilizzata in tempo reale per guidare determinate procedure o test.
- Intelligenza artificiale (AI) e apprendimento automatico:
  - **Diagnosi assistita**: analisi dei sintomi, dei dati clinici e dei risultati dei test per suggerire potenziali diagnosi.
  - **Trattamento personalizzato**: L'AI può aiutare a prevedere la risposta di un paziente a un trattamento specifico o ad anticipare gli effetti collaterali.
- Genomica e medicina personalizzata :
  - **Test genetici**: per identificare le predisposizioni genetiche alle allergie o alle malattie autoimmuni.
  - **Trattamento mirato**: adattare i trattamenti al profilo genetico del paziente.
- Approcci collaborativi e interdisciplinari:

- **Piattaforme online**: facilitare la comunicazione tra specialisti, infermieri, medici di base e altri operatori sanitari.
- **Database centralizzati**: raccogliere e analizzare i dati dei pazienti per migliorare i protocolli di trattamento e di follow-up.
- Formazione e aggiornamenti :
  - **E-learning**: utilizzo di piattaforme online per la formazione continua degli infermieri.
  - **Webinar e conferenze virtuali**: può accedere alle ultime ricerche e discussioni del settore senza essere fisicamente presente.

Le nuove tecnologie e gli approcci offrono soluzioni promettenti, ma richiedono una formazione adeguata e una riflessione etica. Per gli infermieri, offrono l'opportunità di migliorare la qualità dell'assistenza, ottimizzare il tempo e migliorare le loro competenze professionali.

Consigli per gli infermieri che stanno iniziando la loro carriera in questa specialità

Avventurarsi nel campo specialistico dell'Allergologia e dell'Immunologia può sembrare scoraggiante all'inizio, ma è un'opportunità entusiasmante per ampliare le proprie conoscenze, diversificare le proprie competenze e avere un impatto significativo sulla vita dei pazienti. Ecco alcuni consigli per coloro che iniziano il loro percorso:

- Formazione continua :
  - **Aggiornamenti regolari**: il mondo dell'allergia e dell'immunologia sta cambiando rapidamente. Si assicuri di tenersi aggiornato sugli ultimi progressi e raccomandazioni.

- **Workshop e conferenze**: partecipi a corsi di formazione specifici per migliorare le sue competenze pratiche.
- Mentoring :
  - **Trovare un mentore**: beneficiare dell'esperienza di un'infermiera senior può essere prezioso. Può guidarla, rispondere alle sue domande e offrire un sostegno morale.
- Rete professionale :
  - **Iscriversi alle associazioni**: Le associazioni professionali possono offrire opportunità di formazione, networking e accesso a risorse preziose.
  - **Parlare con i suoi colleghi**: parlare con altri infermieri può aiutarla a condividere esperienze, suggerimenti e consigli.
- Approccio centrato sul paziente:
  - **Sviluppi le sue capacità di comunicazione**: l'ascolto attivo, l'empatia e la capacità di spiegare chiaramente le informazioni mediche sono essenziali.
  - **Educazione del paziente**: Impari come educare i suoi pazienti sulla loro condizione, sui trattamenti e sulla prevenzione.
- Gestione dello stress :
  - **Si prenda cura di sé**: Il burnout è reale. Impari a riconoscere i segnali e faccia delle pause quando ne ha bisogno.
  - **Chieda aiuto**: se si sente sopraffatto, parli con un supervisore o un mentore.
- Organizzazione ed efficienza :
  - **Gestione del tempo**: con il numero di pazienti e di responsabilità, è fondamentale gestire bene il proprio tempo.
  - **Documentazione accurata**: si assicuri che tutte le cure e le interazioni siano documentate in modo accurato ed esauriente.

- Etica professionale :
  - **Riservatezza**: rispettare sempre la riservatezza del paziente.
  - **Integrità**: agire sempre nell'interesse del paziente e in conformità alle linee guida mediche.
- Adattabilità :
  - **Abbracciare la tecnologia**: con l'avvento delle nuove tecnologie, è essenziale essere flessibili e imparare a utilizzare nuovi strumenti.
- Prospettive a lungo termine :
  - **Pianificare la sua carriera**: pensi a dove vuole arrivare tra 5, 10 o 15 anni. Prenda in considerazione altri corsi di formazione o specializzazioni, se è interessato.
- Passione e dedizione:
  - **Ricordare la propria motivazione**: i giorni difficili arriveranno, ma ricordare il motivo per cui ha scelto questo percorso può aiutarla a perseverare.

Partendo con determinazione, una mente aperta e una sete di apprendimento, gli infermieri di allergologia e immunologia possono prosperare in una carriera che è sia gratificante che di impatto.

Capitolo 14

INTERAZIONE CON ALTRE SPECIALITÀ MEDICHE

Collaborazione con la Dermatologia

L'allergologia e l'immunologia condividono un'affascinante interfaccia con la dermatologia, soprattutto quando si considerano le malattie della pelle di origine allergica o immunologica. Questa interazione multidisciplinare è fondamentale non solo per una diagnosi accurata, ma anche per fornire un'assistenza integrata e completa al paziente.

- Intersezioni di specialità :
  - **Eziologia dei disturbi della pelle**: Molte condizioni della pelle, come eczema, orticaria e psoriasi, hanno una componente allergica o immunologica. La comprensione di questi legami può facilitare la diagnosi e il trattamento.
  - **Manifestazioni cutanee di allergie sistemiche**: alcune allergie a cibi o farmaci possono causare sintomi dermatologici.
- Il ruolo dell'infermiera di allergologia e immunologia:
  - **Interpretazione dei test cutanei**: L'infermiera è spesso coinvolta nella somministrazione e nell'interpretazione dei test cutanei e deve quindi lavorare a stretto contatto con i dermatologi.
  - **Educazione del paziente**: informare i pazienti sui legami tra i loro sintomi cutanei e le possibili allergie o squilibri immunitari.
- Collaborazione nella diagnosi :
  - **Condividere le informazioni**: Gli allergologi e gli immunologi possono fornire informazioni preziose sulla storia allergica del paziente, aiutando i dermatologi a identificare una possibile eziologia.
  - **Dermatosi di origine immunitaria**: malattie come il lupus eritematoso sistemico e la

sclerodermia richiedono una competenza congiunta in dermatologia e immunologia.

- Elaborazione congiunta :
  - **Terapie topiche e sistemiche**: per alcune condizioni, può essere necessario un trattamento sia topico (dermatologico) che sistemico (allergologico o immunologico).
  - **Monitoraggio degli effetti collaterali**: alcuni trattamenti immunosoppressivi utilizzati in dermatologia richiedono un monitoraggio immunologico.
- Casi di studio e recensioni:
  - **Riunioni multidisciplinari**: i casi complessi possono beneficiare di riunioni congiunte per discutere le migliori strategie di gestione.
  - **Scambi sulle ultime ricerche**: i progressi in un settore possono influenzare le pratiche in un altro.
- Formazione e consapevolezza :
  - **Programmi di formazione congiunti**: Si possono organizzare workshop o corsi di formazione congiunti per fornire migliori informazioni sulle intersezioni tra le due specialità.
  - **Sensibilizzare il pubblico**: informare il pubblico sui legami tra allergie, immunologia e disturbi della pelle.
- Prospettive future :
  - **Ricerca collaborativa**: la ricerca interdisciplinare può portare a nuove scoperte e miglioramenti nel trattamento delle condizioni cutanee di origine allergica o immunologica.
  - **Sviluppo di terapie combinate**: Il futuro potrebbe vedere lo sviluppo di trattamenti che combinano le competenze in allergologia, immunologia e dermatologia.

Una stretta collaborazione tra Allergologia, Immunologia e Dermatologia non è solo auspicabile, ma spesso necessaria per garantire un'assistenza olistica al paziente. Per l'infermiera, questa collaborazione si traduce in una migliore comprensione, in una migliore formazione e, in definitiva, in un'assistenza più completa per il paziente.

Interazioni con la Respirologia

L'allergologia e l'immunologia hanno stretti legami con la respirologia, poiché molte malattie respiratorie hanno un'origine allergica o immunologica. La comprensione di queste interazioni è fondamentale per la diagnosi, il trattamento e la gestione delle malattie polmonari associate.

- Intersezioni di specialità :
    - **Origine delle malattie respiratorie**: malattie come l'asma, la bronchite allergica e alcune polmoniti hanno chiare componenti allergiche o immunologiche.
    - **Manifestazioni respiratorie dei disturbi immunologici**: alcune malattie immunitarie possono avere conseguenze polmonari, come nel caso della sarcoidosi.
- Il ruolo dell'infermiera di allergologia e immunologia:
    - **Interpretazione dei test di funzionalità polmonare**: gli infermieri hanno spesso un ruolo nella somministrazione di test come la spirometria e devono quindi lavorare a stretto contatto con gli pneumologi.
    - **Educazione del paziente**: I pazienti devono essere informati dei legami tra i loro sintomi respiratori e le possibili allergie o squilibri immunitari.

- Collaborazione nella diagnosi :
  - **Condividere le informazioni**: Gli allergologi e gli immunologi possono offrire informazioni preziose sull'anamnesi allergica del paziente, illuminando i pneumologi su una potenziale eziologia.
  - **Malattie polmonari di origine immunitaria**: la gestione di malattie come la polmonite interstiziale legata a una malattia autoimmune richiede competenze sia in pneumologia che in immunologia.
- Elaborazione congiunta :
  - **Terapie inalatorie e sistemiche**: malattie come l'asma possono richiedere una combinazione di trattamenti inalatori e sistemici.
  - **Monitoraggio degli effetti collaterali**: alcuni trattamenti immunomodulatori utilizzati per le malattie polmonari possono richiedere un monitoraggio immunologico.
- Casi di studio e recensioni:
  - **Riunioni multidisciplinari**: i casi complessi possono beneficiare di discussioni congiunte per sviluppare le migliori strategie di gestione.
  - **Scambi sulle ultime ricerche**: i progressi in un campo possono influenzare direttamente le pratiche in un altro.
- Formazione e consapevolezza :
  - **Programmi di formazione congiunti**: Si possono organizzare seminari o workshop per migliorare la fertilizzazione incrociata delle conoscenze tra pneumologia e allergologia-immunologia.
  - **Sensibilizzare l'opinione pubblica**: educare il pubblico sul rapporto tra allergie, immunologia e malattie polmonari.

- Prospettive future :
  - **Ricerca collaborativa**: la ricerca congiunta può portare a nuovi metodi per la diagnosi o il trattamento di malattie respiratorie legate ad allergie o disturbi immunitari.
  - **Terapie innovative**: Le terapie future potrebbero beneficiare dell'esperienza combinata di pneumologi, allergologi e immunologi.

La simbiosi tra Respirologia, Allergologia e Immunologia è fondamentale per una cura ottimale del paziente. L'infermiera, all'incrocio di queste specialità, è un collegamento essenziale, che facilita la comunicazione e il coordinamento delle cure tra i vari attori medici.

Lavorare con la Gastroenterologia per le allergie alimentari

Le allergie alimentari sono un'area in cui allergia e gastroenterologia si intersecano strettamente. I sintomi di un'allergia alimentare possono manifestarsi sia nell'apparato digerente che ad altri livelli dell'organismo. La collaborazione tra allergologi, immunologi e gastroenterologi è quindi essenziale per trattare i pazienti in modo completo.

- Background delle allergie alimentari :
  - **Sintomi**: i sintomi di un'allergia alimentare possono essere vari, dal semplice prurito in bocca ai problemi digestivi, fino allo shock anafilattico.
  - **Frequenza**: Con l'aumento dei casi di allergia alimentare, la necessità di un approccio multidisciplinare è diventata più pressante.

- Diagnosi congiunta :
  - **Anamnesi dettagliata**: l'infermiera svolge un ruolo cruciale nella raccolta di informazioni accurate sulle abitudini alimentari del paziente e sui sintomi associati.
  - **Test allergologici**: eseguiti dall'allergologo per determinare gli allergeni specifici.
  - **Esami gastroenterologici**: eseguiti dal gastroenterologo per identificare e valutare eventuali danni o infiammazioni dell'apparato digerente.
- Strategie di elaborazione collaborativa :
  - **Evitare**: evitare l'allergene in questione è spesso il primo passo del trattamento.
  - **Farmaci**: Antistaminici, corticoidi o altri per trattare i sintomi. In caso di disturbi digestivi gravi, possono essere necessari trattamenti gastroenterologici specifici.
  - **Educazione terapeutica**: i pazienti devono imparare a riconoscere ed evitare gli alimenti potenzialmente pericolosi, nonché a gestire le situazioni di emergenza.
- Approcci interdisciplinari :
  - **Studio congiunto di casi**: Discussione di casi complessi tra specialisti per sviluppare strategie di gestione ottimali.
  - **Ricerca e studi**: collaborare a studi clinici o ricerche per comprendere meglio i meccanismi delle allergie alimentari e sviluppare nuovi metodi di trattamento.
- L'importanza della comunicazione :
  - **Condivisione delle informazioni**: Assicurare una comunicazione fluida tra allergologi, gastroenterologi e infermieri, per garantire che tutte le preoccupazioni dei pazienti vengano affrontate.

- **Coordinamento dell'assistenza**: in qualità di coordinatore dell'assistenza, l'infermiera si assicura che il paziente riceva un'assistenza olistica.
- Formazione continua :
  - **Formazione congiunta**: La formazione e i workshop per i professionisti possono aiutarli a comprendere meglio le complessità delle allergie alimentari e delle loro manifestazioni gastrointestinali.
  - **Aggiornamento sulle conoscenze**: con i progressi della ricerca, gli approcci al trattamento si stanno evolvendo.
- Prospettive future :
  - **Terapie innovative**: Con il progredire della ricerca, potrebbero emergere nuovi trattamenti per le allergie alimentari, che richiedono una stretta collaborazione tra le specialità per la loro attuazione.

Il legame tra allergia e gastroenterologia nel contesto delle allergie alimentari è innegabile. Gli infermieri, con il loro ruolo centrale di coordinamento e comunicazione, sono essenziali per garantire un'assistenza efficace e completa ai pazienti affetti da queste allergie.

Allergologia e immunologia in ambito pediatrico

La cura dei bambini con disturbi allergici e immunologici presenta sfide e sfumature specifiche. I bambini non sono semplicemente dei "piccoli adulti"; i loro sistemi immunitari si stanno ancora sviluppando, le loro abitudini alimentari sono diverse e i loro ambienti (in particolare le scuole) impongono particolari vincoli.

- Specificità pediatriche :
  - **Sistema immunitario in via di sviluppo**: nei bambini, il sistema immunitario sta ancora maturando, il che a volte rende più difficile la diagnosi e il trattamento.
  - **Presentazione clinica diversa**: I sintomi delle allergie e dei disturbi immunitari possono variare a seconda dell'età del paziente.

- Allergie comuni nei bambini :
  - **Allergie alimentari**: allergie a latte, uova, arachidi e altre.
  - **Allergie respiratorie**: asma, rinite allergica legata in particolare agli acari della polvere o al polline.
  - **Eczema atopico: una** condizione cutanea comune nei bambini piccoli.
- Test e diagnostica specifici per la pediatria:
  - **Adattamento dei test cutanei**: tenere conto della sensibilità della pelle dei bambini.
  - **Interpretazione   degli esami del sangue**: i valori normali possono variare a seconda dell'età.
- Approcci terapeutici :
  - **Farmaci** : Adattare i dosaggi, tenendo conto delle forme pediatriche.
  - **Immunoterapia**: determinare l'età appropriata per iniziare, monitorare attentamente gli effetti collaterali.
  - **Educazione terapeutica**: adattare le informazioni all'età del bambino, coinvolgendo la famiglia.
- Sfide psicosociali :
  - **Adattarsi alla scuola**: collaborare con le scuole per garantire la sicurezza dei bambini (allergie alimentari, asma).

- **Supporto psicologico**: aiutare i bambini a gestire la paura, l'ansia e lo stigma associati alla loro condizione.
- Lavorare con la famiglia :
  - **Educazione dei genitori**: Fornire risorse e formazione per aiutare i genitori a gestire quotidianamente la condizione del loro bambino.
  - **Piano d'azione d'emergenza**: assicurarsi che i genitori, gli assistenti e gli insegnanti siano ben informati e attrezzati.
- Transizione all'assistenza agli adulti :
  - **Preparazione ed educazione**: preparare gli adolescenti a gestire la loro condizione in modo indipendente.
  - **Coordinamento con i servizi per adulti**: Assicurare una transizione agevole verso un altro specialista quando il bambino raggiunge l'età adulta.
- La ricerca e il futuro :
  - **Studi pediatrici**: sottolineare l'importanza della ricerca specifica per la popolazione pediatrica.
  - **Nuovi trattamenti e approcci**: monitorare i progressi della ricerca per offrire ai bambini le migliori opzioni di trattamento.

L'allergologia e l'immunologia pediatrica richiedono una comprensione approfondita delle caratteristiche specifiche dei bambini e una stretta collaborazione con l'ambiente familiare e scolastico. L'infermiera svolge un ruolo cruciale in questa assistenza, fungendo da collegamento tra medici, genitori, educatori e, naturalmente, i piccoli pazienti stessi.

Capitolo 15

ASPETTI NUTRIZIONALI IN ALLERGOLOGIA

L'impatto della nutrizione sul sistema immunitario

L'alimentazione svolge un ruolo essenziale nel mantenimento della salute e del benessere. Influenza molti aspetti della fisiologia umana, compreso il sistema immunitario. Un'alimentazione adeguata può rafforzare le difese naturali dell'organismo, mentre la malnutrizione può indebolirle, rendendo l'individuo più suscettibile alle infezioni e ad altri disturbi.

- Principi fondamentali della nutrizione :
  - **Macronutrienti** : Proteine, grassi, carboidrati - il loro ruolo e la loro importanza.
  - **Micronutrienti** : Vitamine e minerali essenziali per il funzionamento ottimale del sistema immunitario.
- Immunità e nutrizione :
  - **Sostegno all'immunità innata**: come l'alimentazione influenza le barriere fisiche come la pelle e le membrane mucose.
  - **Supporto all'immunità adattativa**: il ruolo dei nutrienti nella proliferazione e nella funzione delle cellule T e B.
- Vitamine e minerali chiave per l'immunità :
  - **Vitamina C**: importanza per la salute delle cellule immunitarie, fonti alimentari e raccomandazioni.
  - **Vitamina D**: ruolo nella modulazione dell'immunità innata e adattativa, fonti e raccomandazioni.
  - **Zinco**: supporto per la funzione delle cellule immunitarie, segni di carenza e fonti alimentari.
  - **Selenio, ferro e rame**: Il loro ruolo nell'immunità e come incorporarli nella dieta.

- Alimenti e composti benefici :
  - **Probiotici e prebiotici**: il loro ruolo nel sostenere la salute intestinale e l'immunità.
  - **Antiossidanti** : Come proteggono le cellule dal danno ossidativo.
  - **Alimenti antinfiammatori**: i benefici degli omega-3, della curcuma e di altri composti.
- Malnutrizione e immunità :
  - **Effetti della malnutrizione**: come un apporto nutrizionale inadeguato indebolisce il sistema immunitario.
  - **Gruppi a rischio**: bambini, anziani, persone con malattie croniche.
- Diete specifiche e immunità :
  - **Dieta mediterranea, vegetariana e chetogenica**: benefici e precauzioni per la salute immunitaria.
- Interazioni tra farmaci e nutrizione :
  - **Farmaci immunosoppressivi**: come possono influenzare i requisiti nutrizionali.
  - Interazioni farmaco-cibo: A cosa fare attenzione e cosa evitare.

- Consigli pratici per un sistema immunitario più forte:
  - **Pianificazione dei pasti**: includere alimenti ricchi di sostanze nutritive per sostenere l'immunità.
  - **Integratori** : Quando sono necessari? Precauzioni da prendere.

Comprendere il rapporto tra nutrizione e immunità è fondamentale per chiunque lavori nel settore medico. Una dieta equilibrata e ricca di nutrienti è una delle chiavi per mantenere un sistema immunitario robusto, aiutando a prevenire le malattie e a promuovere un rapido recupero quando si verificano. Per gli infermieri di Allergologia e Immunologia, questa conoscenza può essere particolarmente importante quando si tratta di fornire un'educazione terapeutica ai pazienti.

Dietetica per chi soffre di allergie

L'allergia alimentare è una reazione avversa del sistema immunitario a un alimento o a un componente alimentare, di solito una proteina. La gestione dietetica dei pazienti allergici è fondamentale per prevenire le reazioni, garantire una crescita e uno sviluppo adeguati e mantenere una qualità di vita soddisfacente. Per gli infermieri che si occupano di allergie, una conoscenza di base della dietetica può essere preziosa per educare e sostenere i pazienti.

- Capire gli allergeni alimentari comuni:
  - I **"Big Eight"**: Gli otto principali allergeni che causano la maggior parte delle reazioni allergiche: latte, uova, arachidi, noci, soia, grano, pesce e crostacei.
  - **Altri allergeni**: semi di sesamo, senape, solfiti e altri.
- Diagnosticare un'allergia alimentare:
  - **Sintomi comuni**: Orticaria, edema, disturbi gastrointestinali, anafilassi.
  - **Esami diagnostici**: test cutanei, esami del sangue, dieta di prevenzione.
- Consigli dietetici per evitare gli allergeni:
  - **Leggere le etichette**: identificare gli ingredienti potenzialmente allergenici.
  - **Preparazione degli alimenti**: eviti la contaminazione incrociata in casa.
  - **Mangiare fuori**: domande da porre al ristorante, attenzione ai buffet.

- Sostituti alimentari per gli allergeni più comuni:
  - **Sostituti del latte**: latti a base vegetale, prodotti senza lattosio.
  - **Sostituti dell'uovo**: Salsa di mele, tofu tritato, miscele commerciali.
  - **Sostituti del glutine**: Farine senza glutine, gomma di xantano e di guar.
- Gestione nutrizionale delle allergie multiple:
  - **Pianificazione dei pasti**: garantire un apporto nutrizionale equilibrato nonostante le restrizioni.
  - **Integratori**: quando sono necessari? Vitamine, minerali.
- Supporto emotivo e psicologico:
  - **Vivere con le restrizioni**: accettazione, resilienza, ricerca di supporto.
  - Sostegno ai bambini e alle loro famiglie: workshop, gruppi di sostegno, educazione.
- Sensibilizzazione ed educazione:
  - **Sensibilizzare la comunità**: famiglia, scuola, luogo di lavoro.
  - **Educazione all'anafilassi**: riconoscimento dei sintomi, uso di epipeni, piano d'azione di emergenza.
- Tendenze attuali e progressi nell'allergologia alimentare:
  - **Terapie emergenti**: Immunoterapia orale, cerotti di esposizione.
  - **Ricerca e speranze future**: verso una migliore comprensione e trattamenti più efficaci.
- Risorse e riferimenti per i pazienti:
  - **Organizzazioni di supporto**: Associazioni per le allergie alimentari.
  - **Applicazioni e strumenti online**: aiuto nella gestione delle allergie e nell'educazione.

Gli infermieri di allergologia e immunologia svolgono un ruolo essenziale nell'educare i pazienti alla dietetica legata alle allergie. Aiutarli a comprendere le loro allergie, ad evitare gli allergeni e a gestire le loro reazioni, assicurando al contempo un'alimentazione adeguata, è essenziale per il loro benessere generale.

Integrazione e immunoterapia

L'interazione tra nutrizione, integrazione e sistema immunitario è un'area di ricerca entusiasmante. Allo stesso tempo, l'immunoterapia, che modifica la risposta immunitaria per trattare o prevenire le malattie, sta rivoluzionando il trattamento delle allergie e di altre condizioni. Gli infermieri di allergologia e immunologia devono quindi essere consapevoli delle intersezioni tra questi due campi.

- L'impatto della nutrizione sull'immunità:
    - **Il ruolo dei nutrienti**: come le vitamine, i minerali e altri nutrienti influenzano la funzione immunitaria.
    - **Carenze nutrizionali**: come possono indebolire il sistema immunitario e aumentare la suscettibilità alle malattie.
- Integratori per sostenere l'immunità:
    - **Vitamina C e Zinco**: Il loro ruolo nel rafforzare la barriera immunitaria.
    - **Probiotici**: come possono modulare la risposta immunitaria e il loro potenziale utilizzo nelle allergie.
    - **Omega-3**: antinfiammatori naturali e loro impatto sulle condizioni autoimmuni e allergiche.
    - **Selezione e sicurezza**: come scegliere un integratore e le precauzioni da prendere.

- Immunoterapia con allergeni:
    - **Principio fondamentale**: esporre gradualmente il paziente all'allergene per indurre la tolleranza.
    - **Tipi di immunoterapia**: sublinguale, sottocutanea, cerotti di esposizione.
    - **Selezione dei pazienti**: chi può beneficiare dell'immunoterapia?
- Gestire gli effetti collaterali e le reazioni:
    - **Effetti collaterali comuni**: Prurito, gonfiore, reazioni più gravi.
    - **Monitoraggio e intervento**: Il ruolo cruciale dell'Infermiera nel rilevare e gestire le reazioni.
- Il futuro dell'immunoterapia:
    - **Nuovi obiettivi**: oltre agli allergeni comuni, trattamenti per le allergie alimentari gravi.
    - **Approcci personalizzati**: adattare i trattamenti in base a fattori genetici e ambientali.
- Integrazione durante l'immunoterapia:
    - **Interazioni potenziali**: come alcuni integratori possono influenzare l'efficacia dell'immunoterapia.
    - **Sostenere il sistema immunitario**: gli integratori che potrebbero migliorare i benefici dell'immunoterapia.
- Il ruolo educativo dell'infermiera:
    - **Educazione del paziente**: informare i pazienti sull'immunoterapia, sui suoi benefici e rischi e sull'importanza di un'adeguata integrazione.
    - **Sensibilizzare l'opinione pubblica**: promuovere una migliore comprensione dell'immunoterapia e della nutrizione come strumenti per la gestione delle allergie.

La combinazione di un'adeguata integrazione e dell'immunoterapia può offrire un approccio olistico alla gestione delle allergie e di altre condizioni immunitarie. Gli infermieri di allergologia e immunologia sono in prima linea nell'aiutare i pazienti a orientarsi in questi trattamenti, fornendo informazioni, supporto e assistenza specialistica.

L'influenza delle diete attuali sulle allergie

Le abitudini e le tendenze alimentari hanno subito molti cambiamenti nel corso dei decenni. Questi cambiamenti, in combinazione con altri fattori, possono avere un impatto sull'incidenza e sulla gravità delle allergie. La comprensione di questa relazione è fondamentale per gli infermieri specializzati in allergologia e immunologia, in quanto offre spunti per la prevenzione e la gestione delle allergie alimentari.

- L'evoluzione delle diete:
  - **Diete industriali moderne**: aumento del consumo di alimenti trasformati, additivi, conservanti e sostanze chimiche.
  - **Diete alla moda**: dal senza glutine al vegano, passando per la dieta paleo e la dieta chetogenica.
- Additivi alimentari e allergie:
  - **Coloranti e conservanti**: il loro ruolo potenziale nella sensibilizzazione e nella reattività allergica.
  - **Emulsionanti e stabilizzatori**: Come possono influenzare la barriera intestinale e contribuire potenzialmente alle reazioni allergiche.
- L'igiene eccessiva e il microbiota intestinale:
  - **Teoria dell'igiene**: come vivere in ambienti troppo puliti potrebbe contribuire ad un aumento delle allergie.

- **Impatto della dieta sul microbiota**: come gli alimenti che mangiamo influenzano i batteri intestinali e, di conseguenza, la nostra risposta immunitaria.
- Allergie e diete di eliminazione:
  - **Dieta senza glutine**: impatto sulla salute intestinale e sulla sensibilità al grano.
  - **Diete senza latticini**: i loro effetti sulla tolleranza al lattosio e sulle allergie alle proteine del latte.
- Carenze nutrizionali e sensibilità allergica:
  - **La vitamina D**: Il suo ruolo potenziale nella modulazione della risposta immunitaria.
  - **Omega-3**: come il consumo ridotto di acidi grassi omega-3 nelle diete moderne può contribuire alle reazioni allergiche.
- Il ruolo educativo dell'infermiera:
  - **Consulenza dietetica per le persone allergiche**: educare all'importanza di leggere le etichette, riconoscere gli allergeni nascosti e comprendere le implicazioni delle scelte alimentari.
  - **Promuovere una dieta equilibrata**: incoraggiare una dieta ricca di frutta, verdura, cereali integrali e fonti varie di proteine per rafforzare il sistema immunitario.
- Raccomandazioni per i pazienti:
  - **Test di allergia alimentare**: quando e come eseguirli e la loro interpretazione.
  - **Adattare la dieta**: come evitare gli allergeni garantendo una dieta equilibrata e nutriente.

In definitiva, la dieta gioca un ruolo cruciale nella salute generale e nella funzione immunitaria. Gli infermieri di allergologia e immunologia hanno l'opportunità unica di educare e guidare i pazienti attraverso le complessità delle diete moderne e il loro potenziale impatto sulle allergie.

Capitolo 16

APPROCCI ALTERNATIVI E COMPLEMENTARE

Medicina tradizionale di fronte alle allergie e carenze immunitarie

L'approccio della medicina tradizionale alle allergie e alle carenze immunitarie è un mix ricco e vario di esperienze, credenze e metodi terapeutici sviluppati nel corso dei secoli. Dalla medicina tradizionale cinese all'Ayurveda indiana, questi sistemi offrono prospettive complementari, talvolta utilizzate in tandem con la medicina moderna.

- Origini e filosofie:
    - **Medicina tradizionale cinese (MTC)**: Si basa sul concetto di equilibrio tra Yin e Yang e sulla circolazione del Qi (energia vitale).
    - **Ayurveda:** l'antico sistema medico indiano basato sul bilanciamento dei tre dosha: vata, pitta e kapha.
    - **Medicina tradizionale africana**: l'importanza degli antenati, degli spiriti e delle erbe medicinali.
    - **Fitoterapia occidentale**: uso delle piante medicinali basato sull'esperienza e sulla tradizione.
- Approcci diagnostici:
    - **Polso e lingua nella MTC**: come la palpazione del polso e l'esame della lingua possono indicare gli squilibri energetici.
    - **Diagnosi mediante osservazione in Ayurveda**: esaminare la pelle, gli occhi, le unghie e altri segni fisici per determinare il dosha dominante e gli squilibri.
- Trattamenti tradizionali per le allergie:
    - **Agopuntura e moxibustione**: L'uso di aghi sottili e di calore per riequilibrare il Qi e trattare i sintomi allergici.

- **Erbe e rimedi**: come la quercetina, la curcuma e altre piante medicinali con proprietà antinfiammatorie e antistaminiche.
- **Tecniche di respirazione e meditazione**: aiutano a rilassarsi e a ridurre lo stress, spesso utilizzate nell'Ayurveda.
- **Massaggi e terapie per il corpo**: per stimolare la circolazione e facilitare la disintossicazione.
- Gestione delle immunodeficienze:
  - **Tonici e adattogeni**: erbe come il ginseng, l'ashwagandha o la radice di astragalo per aumentare l'immunità.
  - **Dietetica tradizionale**: alimenti consigliati per rafforzare il sistema immunitario, come il brodo di pollo, il brodo di ossa o gli alimenti fermentati.
  - **Pratiche e rituali spirituali**: Preghiere, meditazioni o rituali per equilibrare la mente e il corpo.
- Limiti e interazioni:
  - **Interazioni farmacologiche**: è importante essere consapevoli delle potenziali interazioni tra i rimedi tradizionali e i farmaci moderni.
  - **Ricerca e prove**: mentre alcuni metodi tradizionali sono supportati dalla ricerca moderna, altri richiedono ulteriori studi.
- L'infermiera di allergologia e immunologia e la medicina tradizionale:
  - **Comunicazione aperta**: incoraggiare i pazienti a condividere i rimedi tradizionali che utilizzano.
  - **Formazione continua**: tenersi al corrente delle ultime ricerche sui trattamenti tradizionali e sulla loro efficacia.

Abbracciando la ricchezza della medicina tradizionale e rispettando i principi della medicina moderna, gli infermieri di Allergologia e Immunologia possono offrire un'assistenza olistica e centrata sul paziente, rispondendo alle esigenze sia fisiche che emotive.

Omeopatia e allergologia

L'omeopatia, una branca della medicina alternativa nata nel XVIII secolo, si basa sul principio "similia similibus curentur" o "simile cura simile". Nell'allergia, questo approccio è di un certo interesse, in quanto i sintomi allergici sono spesso il risultato della reazione dell'organismo a sostanze che, in concentrazioni più elevate, potrebbero causare sintomi simili in una persona sana.

- Fondamenti dell'omeopatia:
    - **La legge dei simili**: la base filosofica del principio secondo cui le sostanze che causano sintomi in una persona sana possono, in dosi infinitesimali, curare sintomi simili in una persona malata.
    - **Diluizione e dinamizzazione**: Il processo unico di preparazione dei rimedi omeopatici, in cui la sostanza originale viene diluita in sequenza e agitata vigorosamente o "dinamizzata".
- L'omeopatia nel trattamento delle allergie:
    - **Allium cepa**: spesso viene utilizzato per trattare i sintomi del raffreddore da fieno simili a quelli causati dall'esposizione alle cipolle, come la lacrimazione degli occhi.
    - **Apis mellifica: per le** reazioni allergiche che assomigliano alle punture di api, con gonfiore e prurito.

- **Eufrasia:** per i sintomi oculari dovuti all'allergia.
- Studi ed efficienza:
  - **Ricerca attuale:** sebbene alcuni studi suggeriscano che l'omeopatia potrebbe essere efficace per alcune condizioni allergiche, la metodologia e i risultati rimangono spesso controversi.
  - **Placebo ed effetto dell'omeopatia:** discussione della frequente argomentazione secondo cui l'effetto dell'omeopatia potrebbe essere principalmente placebo.
- Infermiera e omeopatia:
  - **Ascolto e apertura:** è fondamentale ascoltare i pazienti che scelgono di seguire un trattamento omeopatico e informarli dei benefici e dei limiti.
  - **Interazioni e integrazione:** si assicuri che i trattamenti omeopatici non siano in contraddizione con altri trattamenti medici.
- Critiche e dibattiti attuali:
  - **Scetticismo scientifico:** molti esperti ritengono che l'omeopatia non vada oltre l'effetto placebo, a causa dell'elevata diluizione dei rimedi.
  - **Difensori dell'omeopatia:** sostengono che i meccanismi d'azione dell'omeopatia non sono ancora del tutto compresi, ma che offrono un reale beneficio a molti pazienti.
- Conclusione e futuro dell'omeopatia nell'allergia:
  - Il cambiamento della percezione e dell'accettazione dell'omeopatia.
  - La necessità di studi più solidi e sistematici per far luce sul suo ruolo nel trattamento delle allergie.

L'omeopatia nell'allergia è un campo complesso che combina tradizione, filosofia e scienza. È fondamentale che gli infermieri di allergologia e immunologia siano ben informati e aperti a questo approccio, per offrire un'assistenza integrativa e centrata sul paziente.

Approcci naturopatici e nutrizione

La naturopatia, una medicina tradizionale e olistica, offre strumenti complementari per prevenire e trattare le allergie e i disturbi immunitari. Considera il paziente nel suo insieme, integrando gli aspetti fisici, mentali e ambientali. L'accento è posto sugli approcci naturali, in particolare su quelli nutrizionali, per rafforzare il sistema immunitario e trattare gli squilibri.

- Fondamenti di naturopatia:
    - **Principi di base**: la filosofia della naturopatia mira a stimolare la capacità di autoguarigione dell'organismo, ponendo l'accento sulla prevenzione.
    - **I sei pilastri**: stile di vita, alimentazione, psicologia, idrologia, fitologia e tecniche manuali.
- Alimentazione e allergie:
    - **Il ruolo del cibo**: capire come ciò che mangiamo può influenzare il nostro sistema immunitario e le nostre reazioni allergiche.
    - **Alimenti antinfiammatori**: i benefici degli omega-3, degli antiossidanti e di altri nutrienti chiave nel moderare le risposte allergiche.
- Gestire le allergie attraverso l'alimentazione:
    - **Eliminazione e rotazione**: tecniche per identificare e gestire le allergie alimentari.
    - **Probiotici e salute intestinale**: l'importanza di un microbioma sano nella modulazione della risposta immunitaria.

- Piante e integratori in allergologia:
  - **Quercetina, ortica e altri**: Il loro ruolo potenziale nella riduzione dei sintomi allergici.
  - **Vitamina C e bioflavonoidi**: come possono sostenere la funzione immunitaria e modulare la reazione allergica.
- Infermiera e approccio naturopatico:
  - **Informazioni e consigli**: aiutare i pazienti a orientarsi nel vasto mondo dei rimedi naturali.
  - **Interazione e integrazione**: garantire un approccio coerente e sicuro tra i trattamenti convenzionali e quelli naturopatici.
- Sfide e critiche:
  - **Mancanza di studi solidi**: la necessità di una ricerca più approfondita sull'efficacia degli interventi naturopatici.
  - **Rischi potenziali**: Anche se naturali, alcuni rimedi possono presentare rischi di interazioni o effetti collaterali.
- Conclusione e prospettive future:
  - **Integrazione crescente**: Con l'aumento della domanda di cure integrative, l'Allergologia e l'Immunologia potrebbero vedere una maggiore integrazione degli approcci naturopatici.
  - **Formazione continua per gli operatori sanitari**: la necessità di una formazione per comprendere, consigliare e integrare questi approcci nella pratica clinica.

Il mondo della naturopatia offre una serie di strumenti che possono integrare i trattamenti tradizionali in allergologia e immunologia. Gli infermieri possono svolgere un ruolo centrale nell'informare, guidare e sostenere i loro pazienti nell'esplorare questi metodi complementari.

Efficacia, rischi e raccomandazioni

La pratica medica è in costante evoluzione con l'arrivo di nuovi dati, terapie e tecnologie. Nell'allergia e nell'immunologia, i trattamenti devono basarsi su solide prove scientifiche. Tuttavia, la crescente domanda di approcci integrativi e complementari richiede una valutazione rigorosa della loro efficacia e sicurezza.

- Valutazione dell'efficacia:
    - **L'importanza degli studi clinici**: come forniscono una solida base per valutare l'efficacia dei trattamenti.
    - **Meta-analisi e revisioni sistematiche**: l'importanza di unire i dati per ottenere conclusioni più solide.
- Rischi associati al trattamento:
    - **Effetti collaterali comuni**: Identificare e gestire le reazioni avverse in Allergologia e Immunologia.
    - **Interazioni farmacologiche**: la necessità di monitorare le interazioni, soprattutto con l'introduzione di terapie complementari.
- Raccomandazioni cliniche basate sull'evidenza:
    - **Linee guida**: come vengono elaborate le raccomandazioni cliniche e la loro importanza nella pratica quotidiana.
    - **L'importanza di un aggiornamento costante**: Si assicuri che le raccomandazioni riflettano le ultime scoperte e gli standard di eccellenza.
- Approcci complementari e integrativi:
    - **Efficacia e sicurezza**: valutazione delle terapie alternative come la naturopatia, l'omeopatia e altre.

- **Integrazione nella pratica clinica**: come e quando incorporare questi metodi in modo sicuro.
- Il punto di vista del paziente:
  - **Autonomia del paziente e consenso informato**: informare il paziente dei benefici e dei rischi associati a ciascun trattamento.
  - **Comprendere le preferenze e le convinzioni dei pazienti**: il ruolo delle convinzioni culturali e personali nella scelta del trattamento.
- Formazione e competenze per gli operatori sanitari:
  - **Aggiornamento continuo delle conoscenze**: l'importanza della formazione continua per rimanere all'avanguardia dei progressi in Allergologia e Immunologia.
  - **Abilità comunicative**: come discutere efficacemente con i pazienti le opzioni di trattamento, i rischi e i benefici.
- Conclusione e prospettive future:
  - **Il futuro dell'allergologia e dell'immunologia**: il potenziale impatto delle nuove scoperte e tecnologie sull'efficacia e la sicurezza dei trattamenti.
  - **Etica e integrità nella pratica**: garantire che i trattamenti siano sempre basati su prove solide, rispettando i desideri e i diritti dei pazienti.

L'equilibrio tra efficacia e rischio è al centro della pratica medica. In Allergologia e Immunologia, è essenziale che gli infermieri siano ben informati, non solo sui trattamenti convenzionali, ma anche sugli approcci complementari, al fine di fornire ai loro pazienti un'assistenza integrata e basata sull'evidenza.

Capitolo 17

QUESTIONI AMBIENTALI E ALLERGOLOGIA

Impatto dell'inquinamento sull'aumento delle allergie

L'aumento mondiale delle malattie allergiche è una preoccupazione crescente per i professionisti della salute e per la società nel suo complesso. Una delle principali teorie alla base di questa impennata è l'impatto dell'inquinamento sulla salute respiratoria e immunologica. La comprensione di questo impatto non solo aiuta ad aumentare la consapevolezza della gravità del problema, ma anche a sviluppare strategie preventive e terapeutiche più efficaci.

- Introduzione:
  - **Statistiche attuali**: i casi di allergia sono in aumento da decenni.
  - Legami tra urbanizzazione, industrializzazione e allergie: una panoramica globale del problema.
- Inquinanti atmosferici e loro fonti:
  - **Inquinanti primari e secondari**: capire la differenza e da dove provengono.
  - **Emissioni industriali, trasporti e agricoltura**: in che modo questi settori contribuiscono all'inquinamento atmosferico?
- Meccanismi biologici sottostanti:
  - **Reazioni infiammatorie**: come gli inquinanti possono scatenare o esacerbare le reazioni allergiche.
  - **Cambiamenti negli allergeni**: l'inquinamento può rendere alcuni allergeni più reattivi o virulenti?
- Allergie respiratorie:
  - **Asma**: l'impatto dell'inquinamento sulla prevalenza e sulla gravità dell'asma.

- **Rinite allergica**: la correlazione tra inquinamento e sintomi del raffreddore da fieno.
- Allergie alla pelle e agli occhi:
  - **Eczema e orticaria**: come influisce l'inquinamento su queste condizioni?
  - **Congiuntivite allergica**: l'effetto degli inquinanti sugli occhi.
- Conseguenze a lungo termine:
  - **Aumento della sensibilità**: l'esposizione ripetuta può aumentare la sensibilità a determinati allergeni?
  - **Complicazioni associate**: L'impatto su altre malattie respiratorie o sistemiche.
- Strategie preventive e terapeutiche:
  - **Evitare e ridurre l'esposizione**: consigli pratici per limitare l'impatto dell'inquinamento.
  - **Trattamenti medicinali**: adattare i trattamenti in base ai livelli di inquinamento.
- Politica pubblica e salute ambientale:
  - **Regolamenti sulla qualità dell'aria**: il ruolo dei governi nel limitare l'inquinamento.
  - **Sensibilizzare l'opinione pubblica**: educare la società sui rischi associati e promuovere un comportamento più rispettoso dell'ambiente.
- Conclusione:
  - **La necessità di un'azione collettiva**: di fronte a una minaccia crescente, è essenziale unire le forze per combattere l'inquinamento e i suoi effetti sulla salute.
  - Il futuro dell'allergologia in un mondo che cambia: riflessioni sulle sfide e le opportunità future.

L'inquinamento atmosferico è una minaccia silenziosa che ha un'influenza importante sulla prevalenza e sulla gravità delle allergie. In qualità di infermieri specializzati in allergologia e immunologia, è essenziale essere consapevoli di questa correlazione, comprenderne i meccanismi e intraprendere azioni cliniche e preventive.

Allergie stagionali e il cambiamento climatico

Il cambiamento climatico, con i suoi cambiamenti nella temperatura e nei modelli meteorologici, ha conseguenze dirette sulla salute umana. Particolarmente preoccupante è l'impatto sulle allergie stagionali. I periodi di fioritura si allungano, le concentrazioni di polline aumentano e le regioni tradizionalmente prive di certi allergeni iniziano a mostrarne i segni. Gli operatori sanitari che si occupano di allergie e immunologia sono in prima linea nella comprensione e nel trattamento di queste nuove realtà.

- Introduzione:
  - **Definizione di allergie stagionali**: un promemoria di ciò che comprendono.
  - **Cambiamento climatico**: come sta cambiando il nostro pianeta e perché è importante.
- Impatto della temperatura sugli allergeni:
  - **Stagioni polliniche più lunghe**: come il riscaldamento globale sta prolungando il periodo di fioritura delle piante allergeniche.
  - Aumento delle concentrazioni di polline: più CO_2, più polline.
- Migrazione degli allergeni:
  - **Nuovi territori**: le piante allergeniche si stanno insediando in aree precedentemente non colpite.
  - **Allergeni in quota**: le montagne non sono più rifugi.

- Impatto sulla salute pubblica:
    - **Aumento della prevalenza**: più persone sono allergiche rispetto al passato.
    - **Peggioramento dei sintomi**: le reazioni possono essere più intense.
- Cambiamenti nei modelli di esposizione:
    - **Esposizione multipla**: la coesistenza di diversi allergeni in una singola stagione.
    - **Meteo estremo**: come le tempeste di polline e altri fenomeni influenzano i pazienti.
- Strategie di adattamento per gli operatori sanitari:
    - **Aggiornare i protocolli**: adattare i test e i trattamenti ai nuovi allergeni.
    - **Educazione terapeutica del paziente**: informare i pazienti sui nuovi rischi e su come gestirli.
- Prevenzione e monitoraggio:
    - **Monitoraggio dei pollini**: Usare la tecnologia per prevedere e fornire informazioni sulle concentrazioni di pollini.
    - **Consigli per i pazienti**: Come evitare l'esposizione durante i picchi di polline.
- Ricerca e innovazione:
    - **Studi epidemiologici**: monitoraggio delle tendenze allergiche su scala globale.
    - **Sviluppare trattamenti mirati**: L'importanza della ricerca per adattarsi alle nuove sfide.
- Conclusione:
    - **Una chiamata all'azione**: la necessità di un'azione congiunta da parte degli operatori sanitari, dei governi e della società civile.
    - **Il futuro delle allergie stagionali**: proiezioni e preparativi per i prossimi decenni.

Con il cambiamento climatico come sfondo, l'Allergologia e l'Immunologia devono evolversi rapidamente per soddisfare le mutate esigenze dei pazienti. Gli infermieri, in quanto punto di contatto chiave per molti pazienti, hanno un ruolo cruciale da svolgere per aiutare a navigare in questa realtà in evoluzione.

Allergeni dell'abitazione e della casa

La casa, luogo di riposo e sicurezza, può paradossalmente diventare una fonte di esposizione a numerosi allergeni. Dagli acari della polvere alla muffa e ai peli di animali domestici, la casa è piena di insidie per chi soffre di allergie. Per i professionisti dell'allergia e dell'immunologia, è essenziale comprendere l'ambiente domestico dei loro pazienti e consigliarli su come minimizzare i rischi.

- Introduzione:
  - **L'importanza della casa nella salute**: come l'ambiente domestico influenza la salute.
  - **Definizione degli allergeni domestici**: presentazione dei principali colpevoli.
- Acari:
  - **Biologia e habitat preferiti**: dove e perché prosperano.
  - Sintomi e diagnosi associati.
  - **Strategie di prevenzione e controllo**: dalla biancheria da letto antiacaro all'igrometria adeguata.
- Peli e forfora di animali:
  - **Animali comunemente associati**: cani, gatti, uccelli, ecc.
  - Riconoscere e gestire un'allergia: test e sintomi.
  - **Vivere con gli animali domestici**: consigli per minimizzare l'esposizione.
- Muffa e funghi:
  - **Dove si possono trovare?** Aree umide, cantine, bagni, ecc.

176

- Problemi di salute associati.
- **Prevenzione e trattamento domestico**: ventilazione, deumidificatori, prodotti antimuffa.
- Allergeni in cucina:
  - **Insetti e parassiti**: scarafaggi e altri insetti comuni.
  - **Conservazione degli alimenti**: Come evitare le infestazioni e gli allergeni associati.
- Prodotti per la casa e allergie:
  - **Composti irritanti comuni**: Profumi, detergenti, disinfettanti.
  - **Scegliere e utilizzare prodotti sicuri**: optare per prodotti ipoallergenici, leggere le etichette.
- Piante da interno e allergie:
  - Piante comunemente allergeniche.
  - **Benefici delle piante per la qualità dell'aria**: come alcune piante possono purificare l'aria.
- Miglioramenti della casa per chi soffre di allergie:
  - **Materiali e mobili**: scelga materiali anallergici.
  - **Ventilazione e filtrazione dell'aria**: sistemi di purificazione, filtri HEPA.
- Misure preventive generali:
  - **La routine di pulizia**: frequenza, strumenti e tecniche appropriate.
  - **Educazione del paziente**: L'importanza dell'informazione e della consapevolezza.
- Conclusione:
- **Un ambiente adatto a tutti**: L'importanza di una casa sana per la qualità della vita.
- **Ruolo dell'operatore sanitario**: accompagnare, consigliare ed educare i pazienti.

Il controllo degli allergeni domestici è una parte essenziale della gestione delle allergie. Comprendendo la casa del paziente e aiutandolo ad attuare misure preventive, gli infermieri possono contribuire in modo significativo a migliorare la sua qualità di vita.

Consigli per una vita sana
in un ambiente allergenico

In un mondo in cui gli allergeni sono onnipresenti, vivere una vita sana e appagante può sembrare come navigare in un campo minato per chi soffre di sensibilità. Tuttavia, con le giuste conoscenze e un atteggiamento proattivo, è del tutto possibile condurre una vita piena gestendo le allergie in modo efficace.
Ecco una guida per aiutare le persone a vivere serenamente in un ambiente ricco di allergeni.

- Sensibilizzazione ed educazione:
    - **Capire le allergie**: l'importanza dei test allergologici e dei controlli regolari.
    - **Tenersi aggiornati**: rimanere aggiornati sulla ricerca, sui nuovi trattamenti e sulle previsioni stagionali.
- Vita sana:
    - **Scegliere il posto giusto dove vivere**: cercare una zona con meno allergeni specifici.
    - **Purificatori d'aria**: investa in sistemi di qualità per filtrare gli allergeni.
    - **Manutenzione regolare**: pulire, aspirare e ventilare per ridurre la presenza di allergeni.
- Mangiare in modo consapevole:
    - **Legga le etichette**: Eviti gli allergeni nascosti nei prodotti trasformati.
    - **Preparazione a casa**: controllare gli ingredienti e i metodi di cottura.
    - **Sia vigile al ristorante**: Comunichi chiaramente le allergie al personale.
- Gite e uscite:
    - **Ricerca preventiva**: verificare la presenza di potenziali allergeni nella destinazione scelta.

- **Kit di emergenza**: porti sempre con sé farmaci e trattamenti di emergenza.
- **Alloggio adattato**: cerchi hotel o alloggi che tengano conto delle allergie.
- Gestione dello stress:
  - **Legame tra stress e sintomi allergici**: capire come lo stress può esacerbare le allergie.
  - **Tecniche di rilassamento**: meditazione, yoga, respirazione profonda per mantenere l'equilibrio emotivo.
- Uno stile di vita attivo e sicuro:
  - **Sport e attività all'aperto**: scelga i momenti in cui i livelli di allergeni sono bassi.
  - **Palestre e club sportivi**: Controlli la qualità dell'aria e la pulizia delle strutture.
- Relazioni e vita sociale:
  - **Comunicazione aperta**: informare amici e familiari delle sue allergie.
  - **Partecipare a gruppi di sostegno**: condividere esperienze e consigli con altri allergici.
- Carriera e ambiente di lavoro:
  - **Scelga un luogo di lavoro sano**: eviti gli spazi ristretti o polverosi.
  - **Adattare il suo spazio**: piante purificanti, depuratori d'aria e pause regolari per arieggiare.
- La tecnologia in soccorso:
  - **Applicazioni e gadget**: utilizzare gli strumenti tecnologici per monitorare e gestire le allergie.
  - **Telemedicina**: consultare specialisti a distanza, soprattutto quando si viaggia.
- Sbocciare nonostante tutto:
- **Celebrare le piccole vittorie**: riconoscere i momenti senza sintomi e i progressi fatti.

- **Adotti un atteggiamento positivo**: si concentri su ciò che è possibile piuttosto che sulle restrizioni.

Con una strategia ben ponderata, una vita sana in un ambiente allergico è assolutamente realizzabile. Si tratta di combinare preparazione, educazione e un approccio proattivo per ridurre al minimo i rischi e massimizzare la qualità della vita.

Capitolo 18

TECNOLOGIA DELL'INFORMAZIONE IN ALLERGOLOGIA E IMMUNOLOGIA

Cartelle cliniche elettroniche
e la loro utilità

La cartella clinica elettronica (EMR) rappresenta un'importante trasformazione nell'assistenza sanitaria, cambiando il modo in cui i professionisti accedono, archiviano e condividono le informazioni sui pazienti. Discutendo i suoi vantaggi e le sue sfide, questa sezione evidenzia l'importanza degli EMR nella pratica medica moderna.

- Che cos'è un EMR?
    - **Definizione**: un EMR è un registro digitale delle informazioni sanitarie del paziente.
    - **Evoluzione**: dalla carta al digitale - capire come l'EMR sia nato dall'esigenza di migliorare l'efficienza e l'accuratezza.
- Vantaggi dell'EMR:
    - **Accesso rapido**: i dati possono essere recuperati istantaneamente, facilitando la diagnosi e il trattamento.
    - **Condivisione semplificata**: gli operatori sanitari possono condividere informazioni cruciali, promuovendo l'assistenza multidisciplinare.
    - **Riduzione degli errori**: meno errori dovuti a errori di scrittura o a file persi.
    - **Gestione ottimizzata**: monitoraggio delle vaccinazioni, promemoria per i test di screening e gestione delle prescrizioni.
- EMR in Allergologia e Immunologia:
    - **Monitoraggio dei test allergici**: registra e confronta facilmente i risultati dei test cutanei o del sangue.

- **Gestione del trattamento**: monitoraggio dell'immunoterapia, dei trattamenti biologici e degli effetti collaterali associati.
- Sicurezza e riservatezza:
  - **Protezione dei dati sensibili:** meccanismi di sicurezza per impedire l'accesso non autorizzato.
  - **Conformità agli standard normativi**: garantire la conformità alla legislazione sulla privacy.
- Integrazione con altri sistemi:
  - **Interconnettività**: collegamenti con laboratori, farmacie e altre strutture di cura.
  - **Telemedicina**: facilitare le consultazioni a distanza rendendo disponibili i dati online.
- Sfide e ostacoli:
  - **Costi iniziali**: investimento in hardware, software e formazione.
  - **Resistenza al cambiamento**: l'adozione da parte del personale può richiedere un periodo di adattamento.
  - **Aggiornamenti e manutenzione: la** necessità di un monitoraggio tecnologico continuo.
- Formazione e competenze:
  - **Imparare a usare l'EMR**: l'importanza di formare il personale per utilizzare il sistema in modo efficace.
  - **Ottimizzare l'uso**: sfruttare appieno le funzionalità per migliorare l'assistenza.
- Il futuro del DME:
  - **Innovazioni tecnologiche**: intelligenza artificiale, apprendimento automatico e altri progressi.
  - **Standardizzazione**: armonizzazione dei sistemi per una maggiore interoperabilità a livello nazionale e internazionale.

Le cartelle cliniche elettroniche hanno rivoluzionato il modo in cui vengono erogate le cure, offrendo velocità, efficienza e precisione. Per gli infermieri di Allergologia e Immunologia, sono uno strumento inestimabile, che consente di seguire i pazienti in modo dettagliato e di garantire la migliore qualità di cura possibile.

Applicazioni e piattaforme digitali per il monitoraggio dei pazienti

L'avvento della tecnologia ha trasformato profondamente il panorama medico, in particolare nel campo dell'allergologia e dell'immunologia. Applicazioni dedicate e piattaforme digitali offrono oggi possibilità senza precedenti per il monitoraggio dei pazienti, rendendo l'assistenza più accessibile, personalizzata ed efficace.

- Introduzione alle applicazioni mediche:
    - **Definizione e obiettivi**: capire cos'è un'applicazione medica e come può facilitare il monitoraggio del paziente.
    - **Evoluzione e adozione**: come hanno guadagnato popolarità le app e come vengono integrate nella pratica medica quotidiana?
- Applicazioni di monitoraggio delle allergie:
    - **Diario delle allergie**: consente ai pazienti di registrare i sintomi, i fattori scatenanti e i farmaci assunti.
    - **Avvisi sui pollini**: informare i pazienti sui livelli di polline nella loro zona e offrire consigli su come ridurre al minimo l'esposizione.
- Piattaforme di telemedicina:
    - **Consultazioni virtuali**: incontra uno specialista senza viaggiare, il che è essenziale per chi vive in zone remote.

- **Monitoraggio remoto**: consente ai medici di monitorare i segni vitali e i sintomi dei pazienti in tempo reale.
- Applicazioni di gestione dei farmaci:
  - **Promemoria per i farmaci**: aiuta i pazienti a rispettare il loro regime farmacologico.
  - **Informazioni sul farmaco**: informa i pazienti sugli effetti collaterali, le interazioni e altri dettagli importanti.
- Piattaforme per l'educazione terapeutica:
  - **Video e tutorial**: formazione sull'autoiniezione, sul riconoscimento dei segni di anafilassi, ecc.
  - **Moduli educativi**: impara di più sulle allergie, l'immunologia e la prevenzione.
- Integrazione con le cartelle cliniche elettroniche:
  - **Accesso ai dati**: I pazienti possono consultare i risultati dei loro esami, le prescrizioni e la storia medica.
  - **Miglioramento della comunicazione**: facilita la comunicazione tra i pazienti e gli operatori sanitari.
- Riservatezza e sicurezza:
  - **Protezione dei dati**: comprendere i protocolli di sicurezza in atto per proteggere le informazioni sensibili.
  - **Consenso informato**: Assicurarsi che i pazienti comprendano come vengono utilizzati i loro dati.
- Prospettive future e innovazioni:
  - **Intelligenza artificiale e apprendimento automatico**: come possono essere utilizzate queste tecnologie per migliorare la diagnosi e il trattamento?
  - **Realtà aumentata e realtà virtuale**: potenziale utilizzo per la formazione o per aiutare i pazienti a comprendere le loro condizioni.

185

- Consigli sulla scelta dell'applicazione giusta:
  - **Valutazione delle esigenze**: scegliere un'applicazione su misura per le esigenze specifiche del paziente o del professionista.
  - **Critiche e raccomandazioni**: utilizzare le opinioni dei colleghi e degli utenti per valutare la pertinenza di un'applicazione.

L'uso di app e piattaforme digitali in Allergologia e Immunologia ha il potenziale di trasformare il modo in cui vengono erogate le cure. Questi strumenti offrono non solo comodità, ma anche una maggiore capacità di personalizzare l'assistenza, educare e coinvolgere i pazienti nella loro salute. In un'epoca di medicina sempre più digitalizzata, rimanere all'avanguardia di queste innovazioni è essenziale per fornire un'assistenza ottimale.

Telemedicina e assistenza a distanza

La telemedicina è diventata una parte indispensabile della medicina moderna, offrendo una flessibilità e un'accessibilità senza precedenti alle cure mediche. Nel campo dell'allergologia e dell'immunologia, apre nuovi orizzonti per un'assistenza ottimizzata, superando le barriere geografiche e temporali.

- Capire la telemedicina:
  - **Definizione**: cos'è la telemedicina e come si differenzia dall'assistenza tradizionale?
  - **Storia**: una breve panoramica dell'evoluzione della telemedicina e della sua crescente adozione.
- I vantaggi della telemedicina:
  - **Accessibilità**: abbattere le barriere geografiche, consentendo ai pazienti delle aree più remote di accedere agli specialisti.

- **Efficienza**: ridurre i tempi di attesa, gli spostamenti e ottimizzare la gestione degli appuntamenti.
- Applicazioni specifiche in Allergologia e Immunologia:
    - **Consultazioni a distanza**: discussione dei sintomi, dei trattamenti e del follow-up dei pazienti allergici o immunocompromessi.
    - **Educazione terapeutica**: utilizzare le piattaforme digitali per educare i pazienti sulla loro condizione, sulla prevenzione e sulla gestione delle crisi.
- Tecnologie associate:
    - **Piattaforme di videoconferenza**: strumenti per consultazioni virtuali sicure.
    - **Dispositivi di monitoraggio a distanza**: monitor che consentono di monitorare a distanza i segni vitali o altri parametri rilevanti.
- Sfide e preoccupazioni:
    - **Riservatezza e sicurezza**: garantire la protezione delle informazioni mediche sensibili.
    - **Limiti clinici**: riconoscere quando è necessario un consulto faccia a faccia.
- Formazione e competenze per gli Infermieri:
    - **Padronanza degli strumenti tecnologici**: acquisire familiarità con il software e le apparecchiature utilizzate.
    - **Abilità comunicative**: comunicare in modo chiaro ed efficace attraverso uno schermo.
- Integrare la telemedicina nel percorso di cura:
    - **Coordinamento con l'assistenza tradizionale**: come si inseriscono le consulenze virtuali in un piano di assistenza globale?
    - **Gestione delle cartelle cliniche elettroniche**: garantire una transizione senza soluzione di continuità delle informazioni tra le

consultazioni faccia a faccia e quelle a distanza.

- Prospettive future:
  - **Innovazioni tecnologiche**: quali sono i prossimi passi della telemedicina e come influenzeranno l'assistenza ai pazienti?
  - **Accettazione e adozione**: Le sfide e le opportunità associate all'uso diffuso della telemedicina.

La telemedicina in Allergologia e Immunologia offre un'incredibile opportunità di fornire cure di alta qualità in modo più accessibile e flessibile. Tuttavia, come ogni progresso tecnologico, deve essere affrontato con cautela, assicurando il mantenimento degli standard clinici e il trattamento delle informazioni del paziente con il massimo grado di riservatezza e sicurezza. Bilanciando queste considerazioni, gli infermieri possono contribuire a plasmare un futuro in cui l'assistenza sia personalizzata e universalmente accessibile.

Innovazioni tecnologiche e il loro potenziale per il futuro

L'allergologia e l'immunologia, come altre discipline mediche, hanno subito importanti progressi tecnologici negli ultimi decenni. Queste innovazioni non solo hanno rimodellato la pratica clinica, ma hanno anche ampliato la nostra comprensione dei meccanismi alla base delle malattie allergiche e immunologiche.

- La tecnologia al servizio della diagnosi:
  - **Rilevatori di allergeni**: nuovi dispositivi portatili per rilevare gli allergeni nell'ambiente in tempo reale.

- **Analisi molecolare**: i test molecolari offrono una comprensione dettagliata degli allergeni specifici coinvolti, consentendo una diagnosi più accurata.
- Imaging avanzato:
  - **Risonanza magnetica funzionale (fMRI)**: Viene utilizzata per studiare le reazioni cerebrali agli allergeni e per comprendere il dolore nelle malattie autoimmuni.
  - **Tomografia a emissione di positroni (PET)**: utile per studiare l'infiammazione in varie malattie immunologiche.
- Terapie mirate e personalizzate:
  - **Immunoterapie mirate**: uso di bioterapie, compresi gli anticorpi monoclonali, per trattare in modo specifico alcune malattie allergiche e autoimmuni.
  - **Terapia genica**: per le immunodeficienze ereditarie, offre il potenziale per un trattamento curativo.
- Tecnologia portatile e monitoraggio del paziente:
  - **Dispositivi di monitoraggio a domicilio**: monitor portatili che consentono ai pazienti di monitorare la propria salute, come i misuratori di picco di flusso per l'asma.
  - **Applicazioni mobili**: per il monitoraggio dei sintomi, la gestione dei farmaci e il collegamento con gli operatori sanitari.
- Intelligenza artificiale (AI) e big data:
  - **Algoritmi predittivi**: utilizzare i database per prevedere gli attacchi allergici o le esacerbazioni delle malattie immunologiche.
  - **Aiuto diagnostico**: sistemi di intelligenza artificiale che analizzano i sintomi e i risultati dei test per aiutare la diagnosi.

- Teleallergologia e piattaforme digitali:
  - **Consulti virtuali**: utilizzare la telemedicina per valutare e gestire i pazienti.
  - **Piattaforme di educazione del paziente**: utilizzare la realtà virtuale o aumentata per educare alle allergie e all'immunologia.
- Biomateriali e dispositivi di somministrazione di farmaci:
  - **Cerotti per immunoterapia**: offrono un'alternativa meno invasiva alle iniezioni.
  - Sistemi di somministrazione di farmaci a rilascio prolungato: per garantire una somministrazione costante di farmaci.
- Il futuro dell'innovazione:
  - **Ricerca e sviluppo**: aree promettenti per l'innovazione in Allergologia e Immunologia.
  - **Integrazione tecnologica**: le sfide e le opportunità associate all'integrazione delle nuove tecnologie nella pratica clinica.

Con il rapido sviluppo delle tecnologie mediche, l'Allergologia e l'Immunologia sono all'avanguardia dei progressi clinici. Queste innovazioni, oltre a offrire nuovi metodi di diagnosi e trattamento, richiedono anche una formazione continua per gli operatori sanitari, per garantire un uso ottimale e sicuro. Il futuro promette una medicina più personalizzata, più precisa e più preventiva per i pazienti che soffrono di condizioni allergiche e immunologiche.

Capitolo 19

ASPETTI EDUCATIVI E CONSAPEVOLEZZA

Sensibilizzare l'opinione pubblica sulle allergie e malattie immunologiche

Sensibilizzare l'opinione pubblica sulle allergie e le malattie immunologiche è essenziale per garantire la sicurezza, il benessere e la comprensione generale di queste condizioni spesso fraintese. Sebbene la prevalenza delle allergie e delle malattie immunologiche sia in aumento in tutto il mondo, persistono molti miti e malintesi, rendendo la consapevolezza ancora più cruciale.

- Perché è importante la sensibilizzazione?
  - **Prevenzione delle crisi**: comprendere i segni e i sintomi delle reazioni allergiche può aiutare a prevenire una crisi grave, come l'anafilassi.
  - **Ridurre lo stigma**: una migliore comprensione di queste condizioni può aiutare a ridurre lo stigma o la mancanza di consapevolezza associata alle allergie e alle malattie immunologiche.
  - **Educazione del paziente e della famiglia**: la sensibilizzazione delle persone colpite e di coloro che le circondano aiuta a gestire la loro condizione in modo più efficace.
- Metodi di sensibilizzazione:
  - **Campagne mediatiche**: utilizzo di pubblicità, articoli di stampa e rapporti per informare il pubblico.
  - **Programmi educativi nelle scuole**: incorporare la consapevolezza delle allergie nei programmi scolastici per educare fin dalla più tenera età.
  - **Eventi e workshop**: organizzare forum comunitari, workshop ed eventi di sensibilizzazione.

- **Giornate mondiali:** celebrazione di giornate dedicate, come la Giornata mondiale delle allergie, per evidenziare queste condizioni.
- Ruolo delle organizzazioni professionali e non governative:
    - Queste organizzazioni possono fornire risorse, linee guida e sostegno alla ricerca, oltre a condurre campagne di sensibilizzazione su larga scala.
- Lavorare con influencer e celebrità:
    - Le testimonianze di persone influenti con allergie o malattie immunologiche possono avere un forte impatto sulla percezione pubblica.
- Sviluppo di risorse online:
    - Creazione di siti web, applicazioni e piattaforme di social media che offrono informazioni affidabili e consigli pratici.
- Coinvolgimento dei pazienti e delle loro famiglie:
    - Incoraggiare i pazienti e le loro famiglie a condividere le loro esperienze per umanizzare e personalizzare la sensibilizzazione.
- Formazione per gli operatori sanitari:
    - Assicurarsi che i medici, gli infermieri e gli altri operatori sanitari siano ben informati e attrezzati per educare i loro pazienti e il pubblico in generale.

La sensibilizzazione su queste condizioni richiede un approccio multiforme, che coinvolga sia iniziative di alto livello che sforzi comunitari. Con una maggiore consapevolezza, possiamo sperare in una migliore qualità di vita per le persone colpite, in una risposta più empatica da parte della società e forse, a lungo termine, in una riduzione della prevalenza attraverso la prevenzione e l'intervento precoce.

Educazione del paziente e della famiglia

L'educazione dei pazienti e delle loro famiglie è un pilastro fondamentale nella gestione delle allergie e delle malattie immunologiche. Fornendo alle persone le conoscenze e gli strumenti necessari per comprendere e gestire la loro condizione, possiamo aumentare la loro autonomia, migliorare la loro qualità di vita e ridurre il rischio di gravi complicazioni.

- L'importanza dell'istruzione:
    - **Prevenzione**: eviti l'esposizione agli allergeni, sia consapevole dei segnali di allarme di una reazione grave.
    - **Autogestione efficace**: i pazienti istruiti sono spesso più proattivi nella gestione della loro condizione.
    - **Riduzione dello stress**: la comprensione della sua malattia riduce l'ansia associata all'ignoto.
- Comprendere la malattia:
    - **Definizione e cause**: che cos'è un'allergia o una malattia immunologica? Perché si verifica?
    - **Segni e sintomi**: riconoscere i sintomi tipici per un intervento rapido.
- Gestione quotidiana:
    - **Evitare gli allergeni**: consigli per eliminare i comuni allergeni quotidiani.
    - **Trattamenti**: come e quando assumere i farmaci, cosa fare se li dimentica, ecc.
    - **Attrezzature specifiche**: ad esempio, come utilizzare un autoiniettore di epinefrina.
- Piano d'azione in caso di crisi:
    - Predisponga un piano chiaro per le reazioni allergiche, che includa i passi da seguire e i numeri di emergenza.

- Risorse e supporto:
  - **Gruppi di sostegno**: per condividere esperienze e consigli.
  - **Applicazioni e strumenti digitali**: per monitorare i sintomi, riconoscere gli allergeni, ecc.
  - **Letteratura**: libri, opuscoli, siti web affidabili per saperne di più.
- Educazione familiare:
  - **Formazione al primo soccorso**: in caso di reazione allergica grave, ogni secondo è importante.
  - **Suggerimenti per la vita quotidiana**: cucinare per un familiare allergico, riconoscere i segnali di una reazione, ecc.
  - **Gestione emotiva**: sostenere il paziente, gestendo l'ansia o lo stress associati alla patologia.
- Lavorare con gli operatori sanitari:
  - **Consultazioni regolari**: per assicurare il follow-up medico e discutere di eventuali preoccupazioni.
  - **Tenersi aggiornati**: le raccomandazioni e i trattamenti si evolvono con la ricerca; è essenziale rimanere informati.
- Coinvolgimento nella comunità:
  - **Sensibilizzazione**: l'educazione della comunità più ampia può contribuire a creare un ambiente più sicuro per chi soffre di allergie o malattie immunologiche.

L'educazione dei pazienti e delle loro famiglie è un processo continuo. Man mano che i pazienti crescono, che la loro condizione si evolve o che emergono nuove scoperte scientifiche, le loro esigenze educative cambiano. L'approccio deve quindi essere flessibile, personalizzato e sempre incentrato sul benessere e sulla sicurezza del paziente.

Programmi di formazione continua per gli infermieri

Nel mondo dinamico e in continua evoluzione della medicina, la formazione continua è essenziale per garantire che gli infermieri mantengano e migliorino le loro competenze, si aggiornino sugli ultimi progressi medici e assicurino un'assistenza ottimale ai pazienti. I programmi di formazione continua per gli infermieri di Allergologia e Immunologia si concentrano su una serie di argomenti, dall'aggiornamento delle competenze cliniche alla comprensione delle ultime ricerche.

- L'importanza della formazione continua:
    - **Qualità dell'assistenza**: mantenere un alto livello di competenza per garantire la migliore assistenza possibile ai pazienti.
    - **Mantenersi aggiornati**: la scienza e la medicina si evolvono rapidamente, quindi tenersi aggiornati è essenziale.
    - **Sviluppo della carriera**: opportunità di avanzare nella carriera o di specializzarsi ulteriormente.
- Moduli clinici:
    - **Tecniche avanzate**: ad esempio, la somministrazione di trattamenti biologici innovativi o immunoterapie.
    - **Gestione delle emergenze**: formazione approfondita sulle situazioni di emergenza specifiche dell'Allergologia e dell'Immunologia, come l'anafilassi grave.

- Aggiornamenti sulla ricerca:
    - **Ultime scoperte**: in che modo le nuove scoperte influenzano la pratica clinica?
    - **Casi di studio**: analisi dettagliata di casi di studio per comprendere le sfumature della gestione dei pazienti.
- Competenze non cliniche:
    - **Comunicazione**: migliorare le capacità di comunicazione per una migliore interazione con i pazienti, le famiglie e l'équipe medica.
    - **Gestione dello stress**: tecniche per gestire lo stress ed evitare il burn-out in un ambiente medico impegnativo.
- Tecnologie emergenti:
    - **Formazione su nuove apparecchiature**: ad esempio, l'uso di dispositivi medici innovativi o di software di monitoraggio del paziente.
    - **Telemedicina**: come fornire assistenza a distanza mantenendo la qualità?
- Collaborazione interdisciplinare:
    - **Lavorare con altre specialità**: comprendere i ruoli e le responsabilità di altre specialità mediche e come collaborare in modo efficace.
    - **Seminari congiunti**: Corsi di formazione che combinano diverse specialità per un approccio più olistico all'assistenza.
- Formazione etica:
    - **Considerazioni etiche specifiche**: ad esempio, la gestione delle informazioni sui pazienti, il consenso informato per i trattamenti sperimentali.
- Moduli specializzati:
    - **Allergologia e immunologia pediatrica**: si concentra sulle particolarità della cura dei bambini.

- **Allergie non comuni: una** conoscenza più approfondita di allergie meno comuni ma altrettanto cruciali.
- Partecipazione a conferenze e workshop:
  - **Networking**: incontrare altri professionisti del settore per scambiare esperienze e conoscenze.
  - **Workshop pratici**: apprendimento interattivo e pratico.

La formazione continua è una responsabilità e un privilegio per gli infermieri. Non solo garantisce un'assistenza ottimale al paziente, ma offre agli infermieri opportunità di sviluppo professionale e personale, rafforzando il loro ruolo essenziale all'interno del team medico.

L'importanza di divulgare la scienza

In un mondo saturo di informazioni, in cui ogni individuo ha accesso a una moltitudine di fonti tramite Internet, televisione, social network, ecc. è fondamentale saper distinguere i fatti reali dai miti o dalle informazioni errate. La scienza popolare svolge un ruolo chiave in questo senso. Ma cos'è la scienza popolare e perché è così essenziale?

- **Definizione di scienza popolare:**
  - La divulgazione scientifica è l'arte di rendere le informazioni scientifiche accessibili a un pubblico non specializzato. Trasforma il gergo tecnico e i concetti complessi in termini semplici e comprensibili, senza distorcere la realtà scientifica.
- **Abbattere la barriera tra la scienza e il pubblico:**
  - Molte persone percepiscono la scienza come elitaria o fuori portata. La divulgazione della scienza la rende accessibile, demistificando concetti che possono sembrare intimidatori.

198

- **Promuovere l'istruzione:**
  - Rendere la scienza attraente e accessibile incoraggia la curiosità e l'apprendimento permanente. I giovani, in particolare, possono essere ispirati a intraprendere una carriera nella scienza o nella tecnologia.
- **Combattere la disinformazione:**
  - Con la proliferazione delle "fake news", è essenziale disporre di fonti affidabili e comprensibili che dimostrino chiaramente i fatti. I divulgatori scientifici sono spesso in prima linea nel contrastare i miti e la disinformazione.
- **Processo decisionale informato:**
  - Che si tratti di comprendere le implicazioni del cambiamento climatico, di decidere se farsi vaccinare o di sostenere la ricerca sulle cellule staminali, una popolazione informata è meglio attrezzata per prendere decisioni consapevoli su questioni che riguardano la sua vita quotidiana.
- **Incoraggiare il dialogo:**
  - Stabilendo un terreno comune su cui scienziati e non scienziati possono interagire, la divulgazione incoraggia il dialogo. Consente scambi fruttuosi, incoraggiando domande, comprensione reciproca e collaborazione.
- **Promuovere la ricerca:**
  - La condivisione delle scoperte scientifiche con il grande pubblico accresce il valore del lavoro dei ricercatori. Questo può portare a un maggiore sostegno alla scienza, sia in termini di finanziamenti che di apprezzamento generale.
- **Riflessione etica:**
  - La divulgazione permette anche di sollevare questioni etiche e di incoraggiare il pubblico a riflettere sulle implicazioni della ricerca e delle scoperte scientifiche.

- **Sviluppi nella cultura generale:**
  - Una società che comprende e apprezza la scienza è una società che valorizza la conoscenza, l'innovazione e il pensiero critico.

La divulgazione scientifica è un ponte tra il complesso mondo della ricerca e il grande pubblico. Illumina, ispira e coinvolge, contribuendo a creare una società informata, curiosa e orientata al futuro. In un mondo in cui la scienza svolge un ruolo sempre più centrale, la capacità di comunicare efficacemente su questi argomenti sta diventando non solo preziosa, ma essenziale.

Capitolo 20

EMERGENZE ALLERGOLOGICHE E IMMUNOLOGIA

Riconoscere una reazione anafilattica

L'anafilassi è una reazione allergica grave e potenzialmente fatale che si sviluppa rapidamente dopo l'esposizione a un allergene. Colpisce diversi organi contemporaneamente e richiede un intervento medico immediato. Il riconoscimento precoce dei segni e dei sintomi dell'anafilassi può salvare la vita. Ecco come riconoscerla.

- Sintomi cutanei:
    - Arrossamento o pallore improvviso della pelle
    - Orticaria o eruzione cutanea
    - Prurito, in particolare ai palmi delle mani o alle piante dei piedi.
- Sintomi respiratori:
    - Difficoltà di respirazione o respiro corto
    - Respiro o rumore durante la respirazione
    - Tosse persistente
    - Sensazione di costrizione o di irrigidimento della gola.
    - Voce rauca
- Sintomi cardiovascolari:
    - Polso rapido o irregolare
    - Dolore o tensione al petto
    - Vertigini, debolezza o svenimento
    - Caduta della pressione sanguigna
- Sintomi digestivi:
    - Nausea o vomito
    - Diarrea
    - Dolore addominale
- Sintomi neurologici:
    - Mal di testa
    - Una sensazione di pericolo imminente, una strana sensazione di apprensione o di paura.
    - Confusione o alterazione della coscienza
- Altri segni:
    - Occhi o viso gonfi

- Avvolgimento
- Difficoltà di deglutizione

Quando riconosce questi sintomi, è essenziale agire rapidamente:

- **Chiamare i servizi di emergenza**: se sospetta un'anafilassi, chiami immediatamente i servizi di emergenza.
- **Somministrare un autoiniettore di epinefrina**: se il paziente dispone di un autoiniettore di epinefrina (come l'EpiPen), deve utilizzarlo senza indugio. Segua le istruzioni fornite con l'autoiniettore.
- **Metta la persona in una posizione sicura**: si sdrai con le gambe sollevate, a meno che non abbia difficoltà a respirare o stia vomitando. In questo caso, è preferibile mettere la persona in posizione seduta per facilitare la respirazione.
- **Rimanga con la persona**: non lasci mai da sola una persona che mostra segni di anafilassi.
- Eviti di somministrare acqua o cibo: questo potrebbe aggravare i sintomi.

La prevenzione è il modo più efficace per gestire il rischio di anafilassi. È fondamentale conoscere i propri allergeni, evitare l'esposizione e avere sempre a portata di mano un autoiniettore di epinefrina se si è a rischio.

Protocolli di emergenza per lo shock anafilattico

Lo shock anafilattico è la forma più grave di reazione anafilattica, che si manifesta come insufficienza circolatoria acuta e potenzialmente può portare all'arresto cardiaco. Un trattamento tempestivo e appropriato è fondamentale. Ecco un tipico protocollo di emergenza per lo shock anafilattico:

- Riconoscimento dello shock:
  - Insorgenza improvvisa dei sintomi
  - Sintomi che interessano diversi sistemi di organi (pelle, apparato respiratorio, cardiovascolare, digestivo, ecc.)
  - Sintomi gravi come difficoltà di respirazione, confusione, pallore o cianosi, debolezza o collasso.
- Chiamare immediatamente i servizi di emergenza:
  - Cercare aiuto, chiamare i servizi di emergenza e informarli che si sospetta uno shock anafilattico.
- Posizionare il paziente:
  - Se la persona respira normalmente e non è in difficoltà respiratoria, la faccia sdraiare con le gambe sollevate.
  - Se la persona ha difficoltà a respirare o sta vomitando, la metta in posizione semiseduta per facilitare la respirazione.
- Autoiniettore di epinefrina:
  - Se il paziente ha un autoiniettore di epinefrina (EpiPen, Jext, Anapen, ecc.), lo somministri immediatamente, seguendo le istruzioni del produttore.
  - Si assicuri di annotare l'ora dell'iniezione.
- Liberare le vie respiratorie:
  - Se il paziente è cosciente ma in difficoltà respiratoria, gli chieda di fare dei respiri profondi.
  - Se la persona non respira o respira in modo irregolare, inizi la rianimazione cardiopolmonare (RCP).
- **Eviti di somministrare altri farmaci** senza chiare istruzioni mediche, a meno che non facciano parte del piano d'azione per le allergie del paziente.
- Monitorare il paziente:

- Rimanga con il paziente fino all'arrivo dei soccorsi.
- Sia pronto a somministrare una seconda dose di epinefrina dopo 5-15 minuti se i sintomi non migliorano o peggiorano.
- Informazioni per i servizi di emergenza:
  - All'arrivo dei servizi di emergenza, informarli dei farmaci somministrati, dell'ora della somministrazione e della progressione dei sintomi.
- Trasporto medico:
  - Anche se i sintomi migliorano dopo la somministrazione di epinefrina, la persona deve essere portata in ospedale per un'ulteriore osservazione, poiché i sintomi potrebbero ricomparire.
- Prevenzione futura:
- Una volta che il paziente è stabilizzato, è fondamentale affrontare la prevenzione futura, il riconoscimento dei fattori scatenanti, il possesso e l'uso corretto di un autoiniettore di epinefrina e la necessità di un piano d'azione per le allergie ben definito.

Ogni minuto è importante in caso di shock anafilattico. Un intervento rapido, seguendo un protocollo ben definito, può salvare la vita.

Gestione delle complicanze gravi dopo l'immunoterapia

L'immunoterapia, spesso definita desensibilizzazione, ha trasformato il trattamento di molte malattie allergiche. Tuttavia, come per qualsiasi trattamento medico, l'immunoterapia non è priva di rischi. Possono verificarsi complicazioni gravi, anche se rare. Eccone alcune, insieme alle raccomandazioni per la loro gestione:

- Reazioni anafilattiche :
  - La reazione più temuta è l'anafilassi. Richiede un trattamento immediato con epinefrina, una chiamata al pronto soccorso e il monitoraggio del paziente.
  - Se si verifica una reazione di questo tipo, la continuazione dell'immunoterapia deve essere riconsiderata e discussa con il paziente.
- Reazioni sistemiche :
  - Questi possono includere sintomi come eruzioni cutanee generalizzate, difficoltà respiratorie, dolori addominali, ecc.
  - Il trattamento varia a seconda della gravità dei sintomi, ma può includere antistaminici, corticosteroidi e, nei casi più gravi, epinefrina.
- Reazioni locali :
  - Queste reazioni sono generalmente meno gravi, ma possono essere dolorose o fastidiose. Possono includere arrossamento, gonfiore o prurito nel sito di iniezione.
  - Gli antistaminici locali o orali possono aiutare ad alleviare questi sintomi.
- Sindrome da rilascio di citochine :
  - Sebbene sia più comune con alcune forme di immunoterapia oncologica, questa sindrome può portare a febbre, affaticamento, dolori muscolari e altri sintomi simili all'influenza.
  - In genere viene trattata con farmaci per ridurre la febbre e il dolore e con un'adeguata idratazione.
- Gestione delle complicazioni :
  - La valutazione e la gestione rapida sono essenziali.
  - Tutti i pazienti che ricevono l'immunoterapia devono essere informati dei segni e dei sintomi

delle complicazioni gravi e sapere quando e come rivolgersi al medico.

- È fondamentale che il personale che somministra l'immunoterapia sia formato per riconoscere e gestire le complicazioni.
- Rivalutazione del trattamento :
  - Se insorgono complicazioni, l'immunoterapia deve essere rivalutata. Questo potrebbe includere aggiustamenti della dose, il prolungamento del periodo di osservazione post-iniezione o, in alcuni casi, l'interruzione dell'immunoterapia.
- Prevenzione delle complicazioni :
  - Una valutazione approfondita del paziente prima di iniziare l'immunoterapia, insieme a un monitoraggio regolare, può aiutare a ridurre il rischio di complicazioni.
  - Somministrare dosi gradualmente crescenti e seguire i protocolli stabiliti aiuta anche a minimizzare i rischi.

La chiave per gestire le complicanze gravi dopo l'immunoterapia è la preparazione. Avere un piano in atto, essere consapevoli dei rischi ed essere pronti a intervenire rapidamente può fare la differenza tra una complicazione controllata e una situazione potenzialmente fatale.

Gestire le emergenze dentro e fuori dall'ospedale

La gestione di un'emergenza medica può variare a seconda che si verifichi in ospedale o fuori dall'ospedale. Entrambi i contesti presentano sfide e vantaggi unici, e la reattività e la preparazione sono essenziali in entrambi i casi.

Negli ospedali:
- Disponibilità di risorse:
    - Il vantaggio principale di un'emergenza ospedaliera è la rapida disponibilità di risorse mediche, attrezzature e personale qualificato.
- Risposta rapida:
    - Nella maggior parte degli ospedali, è presente un team di risposta rapida o di rianimazione per rispondere immediatamente alle emergenze.
- Accesso alle cartelle cliniche :
    - Le cartelle cliniche elettroniche possono fornire rapidamente informazioni vitali sull'anamnesi del paziente, sulle allergie, sui farmaci, ecc.
- Trasferimento interno :
    - Se necessario, i pazienti possono essere trasferiti rapidamente alle unità di terapia intensiva o ad altri reparti specializzati.

Ospedali esterni:
- Primi relatori:
    - I primi soccorritori, come i paramedici, svolgono un ruolo cruciale nello stabilizzare il paziente e nel fornire il primo soccorso.
- Comunicazione :
    - Il coordinamento con i call center di emergenza (come il 112 in Europa o il 911 in Nord America) è fondamentale. Essi forniscono istruzioni in tempo reale e allertano i servizi di emergenza appropriati.
- Sfide del trasporto :
    - Un trasporto rapido e sicuro verso l'ospedale più vicino è essenziale. Questo può essere complicato dalla distanza, dal traffico, dalle condizioni meteorologiche, ecc.

- Limitazioni delle risorse :
  - Le ambulanze sono ben equipaggiate, ma non dispongono di tutte le risorse di un ospedale. L'obiettivo è spesso quello di stabilizzare il paziente per il trasporto.
- Formazione al primo soccorso :
  - Chi assiste ad un'emergenza può svolgere un ruolo cruciale se è addestrato al primo soccorso. Manovre di base come la rianimazione cardiopolmonare (RCP) o l'uso di un defibrillatore automatico esterno (DAE) possono salvare la vita in attesa dell'arrivo dei soccorsi.

Consigli per un'assistenza efficace:
- **Formazione**: gli operatori sanitari e il pubblico in generale dovrebbero prendere in considerazione la formazione in materia di primo soccorso e RCP.
- **Preparazione**: gli ospedali devono effettuare regolarmente simulazioni di emergenza per garantire che il personale sappia come reagire.
- **Comunicazione**: una comunicazione chiara ed efficace tra tutte le parti interessate è essenziale.
- **Aggiornamento delle competenze**: i protocolli di emergenza si evolvono con il tempo e la ricerca. La formazione continua è quindi essenziale.

Affrontare le emergenze, sia in ospedale che fuori, richiede una risposta, una preparazione e un coordinamento efficaci per garantire il miglior esito possibile per il paziente.

Capitolo 21

ALLERGIE ALIMENTARI

Principali allergeni alimentari e il loro riconoscimento

Le allergie alimentari sono reazioni immunitarie a determinate proteine presenti negli alimenti. Queste reazioni possono variare da una semplice irritazione cutanea a sintomi potenzialmente fatali come lo shock anafilattico. Riconoscere questi allergeni è fondamentale per prevenire e gestire le reazioni allergiche.

I principali allergeni alimentari:
* Uova :
  * In particolare le proteine contenute negli albumi d'uovo. Le reazioni variano spesso in termini di gravità.
* Latte :
  * Alcune persone sono allergiche alla caseina o ad altre proteine presenti nel latte vaccino. Questo non deve essere confuso con l'intolleranza al lattosio, che è un'incapacità di digerire lo zucchero del latte.
* Arachidi :
  * Queste sono tra le allergie più comuni e spesso le più gravi, che possono portare a uno shock anafilattico.
* Noci :
  * Come anacardi, nocciole, mandorle e noci pecan. Le reazioni possono essere gravi.
* Soia :
  * Le proteine della soia possono causare reazioni in alcune persone, soprattutto nei bambini, anche se molti bambini le superano durante l'infanzia.
* Grano :
  * L'allergia al grano è diversa dalla celiachia. È scatenata dalle proteine del grano e non dal glutine.

- Pesce :
    - Soprattutto negli adulti, le reazioni sono spesso gravi.
- Crostacei :
    - Come gamberi, granchi e aragoste. Questa allergia è più comune negli adulti che nei bambini.

Riconoscimento degli allergeni alimentari:
- Leggere le etichette :
    - Controlli sempre le etichette degli alimenti per identificare i potenziali allergeni. In molti Paesi, è obbligatorio indicare la presenza dei principali allergeni sulla confezione.
- Faccia domande durante i pasti fuori casa:
    - Se mangia in un ristorante o a casa di qualcuno, chieda sempre come viene preparato il cibo e quali ingredienti vengono utilizzati.
- Eviti la contaminazione incrociata:
    - Si assicuri di pulire accuratamente tutti gli utensili e le superfici di cottura dopo l'uso per individuare potenziali allergeni.
- Test allergici :
    - I test cutanei o gli esami del sangue possono aiutare a identificare gli allergeni alimentari. Consulti un allergologo per una diagnosi precisa.
- Tenga un diario alimentare:
    - Se sospetta un'allergia alimentare, tenga un diario di ciò che mangia e annoti i sintomi che avverte. Questo può aiutare a isolare il potenziale allergene.

Riconoscere ed evitare gli allergeni è la chiave per prevenire le reazioni allergiche. In caso di dubbio, è sempre meglio consultare uno specialista per ottenere consigli e assistenza adeguati.

L'importanza di una storia alimentare

L'anamnesi alimentare è una procedura medica essenziale che mira a raccogliere e valutare le informazioni sul consumo alimentare di un individuo in modo sistematico e dettagliato. Fornisce un quadro preciso delle abitudini alimentari, delle preferenze, delle avversioni e di eventuali reazioni o sintomi associati al consumo di determinati alimenti. Ecco perché è così importante:

1. Diagnosi di allergie e intolleranze alimentari :
L'anamnesi alimentare è il primo passo fondamentale nella diagnosi di allergie e intolleranze. Ascoltando attentamente il paziente mentre descrive i suoi sintomi dopo aver mangiato determinati alimenti, il medico può identificare le tendenze o i potenziali fattori scatenanti.

2. Prevenzione delle malattie :
Gli studi hanno dimostrato che la dieta svolge un ruolo significativo nella prevenzione di molte malattie, come quelle cardiovascolari, il diabete e alcuni tipi di cancro. L'anamnesi alimentare può aiutare a identificare i rischi e a guidare i pazienti verso scelte alimentari più sane.

3. Gestione del peso :
L'obesità è una delle principali preoccupazioni per la salute pubblica. Comprendendo le abitudini alimentari di un paziente, gli operatori sanitari possono consigliare cambiamenti dietetici che promuovono la perdita di **peso o il mantenimento di un peso sano.**

4. Ottimizzare la nutrizione :
Per i pazienti con esigenze nutrizionali specifiche, come le donne in gravidanza, gli atleti o gli anziani, un'anamnesi alimentare dettagliata consente di personalizzare le raccomandazioni dietetiche in base alle loro necessità.

5. Monitoraggio della malnutrizione :
In alcune popolazioni vulnerabili, come gli anziani, i bambini o le persone affette da malattie croniche,

l'anamnesi alimentare è uno strumento prezioso per individuare i segni di malnutrizione o di carenze nutrizionali.

6. Adattare i trattamenti medici:
Alcuni farmaci possono interagire con gli alimenti o i nutrienti. Un'anamnesi dietetica accurata consente di adattare i trattamenti di conseguenza.

7. Valutare le abitudini alimentari:
Oltre al semplice consumo di cibo, l'anamnesi può rivelare disturbi alimentari come la bulimia o l'anoressia, che richiedono un trattamento specifico.

8. Stabilire un rapporto di fiducia:
L'anamnesi alimentare è un momento di scambio tra il paziente e l'operatore sanitario. Permette di stabilire un rapporto di fiducia, che è essenziale per il successo di qualsiasi intervento dietetico o medico.

L'anamnesi alimentare è uno strumento essenziale per comprendere lo stato di salute, le abitudini e le esigenze del paziente. Consente di fornire un'assistenza personalizzata e su misura, garantendo una migliore qualità delle cure. È fondamentale che gli operatori sanitari vi dedichino il tempo e l'attenzione necessari.

Interventi in caso di reazione allergica al cibo

Quando si trova di fronte a una reazione allergica al cibo, è fondamentale agire in modo rapido ed efficace per evitare che i sintomi peggiorino e per salvare la vita in caso di reazione grave. Ecco un elenco di azioni da intraprendere:

1. Valutazione della gravità:
   • Identificare i sintomi. Le reazioni allergiche agli alimenti possono manifestarsi con prurito, arrossamento, gonfiore (viso, labbra, lingua), difficoltà

respiratorie, vomito, diarrea, malessere, palpitazioni, calo della pressione sanguigna e così via.

2. Smettere di mangiare l'allergene:
   - Se la persona continua a mangiare il cibo responsabile, è essenziale chiederle di smettere immediatamente.

3. Somministrare un antistaminico:
   - Se i sintomi sono lievi (eruzione cutanea, prurito), si può somministrare un antistaminico orale, purché sia stato prescritto in anticipo da un medico.

4. Utilizzo dell'autoiniettore di epinefrina :
   - In caso di sintomi gravi o di anafilassi (reazione allergica grave e rapida), se la persona dispone di un autoiniettore di epinefrina (come la EpiPen), deve utilizzarlo immediatamente secondo le istruzioni fornite dal medico.

5. Chiamare i servizi di emergenza:
   - Chiami il numero di emergenza locale (come il 112 in Europa o il 911 negli Stati Uniti) al primo segno di una reazione grave. Non cerchi di trasportare personalmente la persona in ospedale.

6. Mettere la persona in una posizione sicura:
   - Se la persona è cosciente, la metta in una posizione comoda, le impedisca di bere o mangiare qualcosa e cerchi di rassicurarla.
   - Se perde conoscenza, la metta in posizione laterale.

7. Monitoraggio continuo:
   - Tenga d'occhio le condizioni della persona fino all'arrivo dei soccorsi. I sintomi possono peggiorare o tornare anche dopo un apparente miglioramento.

8. Informare i servizi di emergenza:
   - Quando arrivano i servizi di emergenza, li informi del cibo consumato, del tempo impiegato per la comparsa dei sintomi, dei farmaci somministrati (compresa la dose di epinefrina, se utilizzata) e di qualsiasi altro dettaglio rilevante.

9. Consultazione medica :
- Anche dopo che la reazione si è stabilizzata, il paziente deve consultare un medico o un allergologo per discutere la reazione e modificare il piano di trattamento, se necessario.

È fondamentale che chiunque abbia un'allergia alimentare, e le persone che lo circondano, ricevano una formazione adeguata per riconoscere i sintomi e sapere come reagire in caso di crisi. Una formazione adeguata può fare la differenza tra la vita e la morte in caso di reazione allergica grave.

Educazione del paziente e della famiglia per prevenire l'esposizione

L'educazione dei pazienti e delle loro famiglie è una parte fondamentale della prevenzione dell'esposizione agli allergeni. Ecco alcuni passi e suggerimenti chiave per garantire un'educazione efficace:

1. Comprendere le allergie :
- Inizia spiegando chiaramente cos'è un'allergia, come il sistema immunitario reagisce a un allergene e perché certe reazioni possono essere gravi.
2. Identificazione dell'allergene:
- Una volta diagnosticata l'allergia, è fondamentale insegnare al paziente e alla sua famiglia come riconoscere l'allergene, sia esso un alimento, un farmaco, una sostanza chimica o un altro prodotto.
3. Leggere le etichette :
- Per le allergie alimentari, insegnare a leggere e interpretare correttamente le etichette dei prodotti. Si concentri sul controllo degli ingredienti nascosti o delle tracce di allergeni.

4. Gestione della casa:
   - Fornire consigli su come ridurre al minimo l'esposizione all'allergene a casa. Ciò potrebbe includere raccomandazioni sulla pulizia, sulla conservazione degli alimenti o sull'evitare determinati prodotti.
5. Piano d'azione per le allergie:
   - Redigere un piano d'azione personalizzato per ogni paziente, specificando le misure da adottare in caso di esposizione all'allergene. Questo piano deve essere accessibile e comprensibile a tutti i membri della famiglia.
6. Formazione sull'uso dei farmaci:
   - Se il paziente dispone di farmaci di emergenza, come un autoiniettore di epinefrina, si assicuri che il paziente e la sua famiglia sappiano come e quando usarlo.
7. Educazione scolastica e sociale :
   - Sensibilizzare le famiglie sull'importanza di comunicare con le scuole, i club, gli amici e le altre istituzioni in merito alle allergie. Se necessario, fornisca loro documenti o lettere esplicative.
8. Gestire le situazioni sociali:
   - Dare consigli su come gestire le uscite, i pasti al ristorante o i viaggi. Ciò può includere raccomandazioni sulla comunicazione con il personale o sulla preparazione di pasti sicuri in anticipo.
9. Conoscere i segni e i sintomi:
   - Si assicuri che i pazienti e i loro familiari riconoscano i primi segnali di una reazione allergica e sappiano quando e come cercare aiuto.
10. Incoraggiare la responsabilità :
    - Incoraggi i pazienti, soprattutto quelli più giovani, a prendere sul serio le loro allergie e a essere proattivi nella gestione della loro salute.

11. Risorse e supporto :

- Indirizzare i pazienti e le famiglie a gruppi di sostegno, siti web educativi o altre risorse che possono aiutarli a gestire e comprendere meglio l'allergia.

L'educazione è un'arma potente nella prevenzione dell'esposizione agli allergeni. Fornendo gli strumenti e le conoscenze necessarie, consente ai pazienti e alle loro famiglie di vivere in modo sicuro e indipendente, gestendo efficacemente le loro allergie.

Capitolo 22

ALLERGOLOGIA E IMMUNOLOGIA PEDIATRICA

Caratteristiche speciali assistenza pediatrica

La cura dei bambini con allergie o problemi immunologici differisce da quella degli adulti per diversi aspetti. Ecco le particolarità di questa popolazione specifica:

1. Presentazione clinica :
   - I sintomi delle allergie o dei disturbi immunitari nei bambini possono essere diversi da quelli degli adulti. Per esempio, la dermatite atopica o eczema è comune nei bambini piccoli, mentre l'asma allergica è più comune nei bambini più grandi.
2. Diagnosi :
   - I test allergologici e immunologici devono essere adattati all'età del bambino. Inoltre, i bambini potrebbero non essere in grado di esprimere chiaramente i loro sintomi, quindi è essenziale un'attenta osservazione.
3. Somministrazione di farmaci :
   - I dosaggi dei farmaci per i bambini sono generalmente basati sul loro peso, e richiedono un'attenzione particolare per garantire una somministrazione accurata.
4. Sviluppo del sistema immunitario :
   - Il sistema immunitario dei bambini si sta ancora sviluppando, il che può influenzare il modo in cui reagiscono agli allergeni e lo sviluppo delle allergie nel tempo.
5. Sviluppo di allergie :
   - Alcune allergie possono scomparire con il tempo. Ad esempio, molti bambini superano l'allergia al latte o alle uova con la crescita.
6. Istruzione :
   - Educare i bambini sulla loro condizione richiede un approccio diverso rispetto agli adulti. Si tratta di rendere accessibili le informazioni e di incoraggiare i

bambini ad assumersi le proprie responsabilità in base all'età.

7. Famiglie coinvolte :
- Il coinvolgimento dei genitori o dei tutori è essenziale nella gestione delle allergie e dei disturbi immunitari nei bambini. Essi svolgono un ruolo centrale nel monitoraggio, nella somministrazione di farmaci e nella prevenzione dell'esposizione.

8. Ambiente scolastico :
- È fondamentale comunicare con gli insegnanti, i funzionari scolastici e gli altri genitori per garantire che l'ambiente scolastico sia sicuro per il bambino.

9. Aspetti psicosociali :
- I bambini con allergie o disturbi immunitari possono sentirsi isolati o diversi dai loro coetanei. Può essere necessario un supporto psicologico e sociale per aiutare il bambino a gestire questi sentimenti.

10. Dieta :
- Se il bambino soffre di allergie alimentari, potrebbe richiedere un'attenzione particolare in termini di alimentazione, per garantire che riceva tutti i nutrienti essenziali evitando gli allergeni.

11. Piani di emergenza :
- Dato che i bambini trascorrono molto tempo a scuola o in altre attività, è fondamentale avere un piano d'azione di emergenza chiaramente definito e comunicato a tutte le persone coinvolte.

12. Aspetti etici :
- Come per qualsiasi intervento medico sui bambini, è essenziale prendere in considerazione le questioni etiche, in particolare per quanto riguarda il consenso e l'assenso.

Le cure di allergologia e immunologia pediatrica richiedono un approccio olistico che tenga conto delle esigenze uniche del bambino e della sua famiglia. L'obiettivo principale è garantire la sicurezza e il benessere del bambino, offrendo al contempo la migliore qualità di vita possibile.

Allergie nei neonati e bambini piccoli

Nei neonati e nei bambini piccoli, il sistema immunitario si sta ancora sviluppando. Questo può renderli più vulnerabili a certe allergie, anche se alcune di esse possono scomparire con il tempo. Ecco una panoramica delle allergie più comuni in questa fascia d'età, insieme ai consigli su come gestirle.

1. Allergie alimentari :
   * **Sintomi**: eczema, orticaria, vomito, diarrea, angioedema e, in casi estremi, shock anafilattico.
   * **Allergeni comuni** : Latte vaccino, uova, noci, arachidi, pesce, soia, grano.
   * **Gestione**: eliminare l'allergene dalla dieta, educare i genitori a leggere le etichette, indossare un braccialetto di allarme per le allergie.
2. Dermatite atopica (eczema) :
   * **Sintomi**: pelle secca, rossa e pruriginosa. Può infettarsi se si gratta.
   * **Gestione**: idratare la pelle, creme topiche, evitare i fattori scatenanti come alcuni saponi o tessuti.
3. Allergia agli acari della polvere di casa:
   * **Sintomi**: starnuti, naso che cola, prurito agli occhi.
   * **Gestione**: utilizzi coperture anti acaro per la biancheria da letto, passi frequentemente l'aspirapolvere, eviti i pelucchi.
4. Rinite allergica :
   * **Sintomi**: starnuti, congestione nasale, lacrimazione degli occhi.
   * **Gestione**: identificazione ed evitamento degli allergeni, uso di antistaminici con il consiglio del pediatra.

5. Asma :
- Sebbene l'asma non sia un'allergia, spesso è collegata alle allergie.
- **Sintomi**: tosse, respiro affannoso, mancanza di respiro.
- **Gestione**: uso di inalatori, identificazione ed evitamento dei fattori scatenanti.

Consigli per i genitori:
- **Consultazione**: se sospetta che suo figlio abbia un'allergia, si rivolga a un allergologo o a un pediatra per esami e consigli.
- **Allattamento al seno**: l'allattamento esclusivo al seno per almeno i primi 6 mesi può aiutare a prevenire alcune allergie.
- **Introduzione di allergeni**: segua le raccomandazioni del suo pediatra per l'introduzione di potenziali allergeni nella dieta del suo bambino.
- **Evitare gli allergeni**: imparare a riconoscere ed evitare gli allergeni più comuni negli alimenti e nell'ambiente.
- **Piano d'azione**: rediga un piano d'azione per le allergie, soprattutto se suo figlio ha reazioni gravi. Si assicuri che gli accompagnatori di suo figlio siano a conoscenza di questo piano.

Le allergie nei neonati e nei bambini piccoli possono essere preoccupanti per i genitori. Tuttavia, con l'identificazione precoce, la gestione appropriata e l'educazione, molti bambini possono vivere una vita normale e felice, pur gestendo le loro allergie. In alcuni casi, i bambini possono persino superare le loro allergie nel tempo.

Supporto psicologico
per i bambini e le loro famiglie

Quando a un bambino viene diagnosticata un'allergia, ciò non riguarda solo il bambino, ma l'intera famiglia. L'impatto psicologico può essere significativo. Comprendere e gestire questi aspetti emotivi è fondamentale per il benessere del bambino e della sua famiglia.

1. Impatto sul bambino:
   - **Paura e ansia**: la paura di una reazione allergica può causare ansia nei bambini, soprattutto in occasione di eventi sociali come i compleanni.
   - **Isolamento sociale**: i bambini possono sentirsi diversi dai loro coetanei e scegliere di isolarsi per evitare l'esposizione agli allergeni.
   - **Sentirsi stigmatizzato**: Il bambino può sentirsi stigmatizzato o vergognarsi a causa della sua condizione.
2. Impatto sulla famiglia:
   - **Stress dei genitori**: i genitori possono sentirsi costantemente in ansia per la salute del figlio, soprattutto quando non è a casa.
   - **Fratelli**: i fratelli possono sentirsi trascurati o gelosi dell'attenzione extra data al bambino allergico. Possono anche provare paura per il fratello o la sorella.
   - **Pressioni quotidiane**: preparare i pasti, leggere le etichette, organizzare le uscite... Tutto questo può essere estenuante per i genitori.
3. Supporto psicologico:
   - **Terapia individuale**: uno psicologo può aiutare i bambini a gestire le loro paure e a rafforzare la loro fiducia in se stessi.
   - **Terapia familiare**: aiuta a gestire le tensioni familiari e a rafforzare il sostegno all'interno della famiglia.

- **Gruppi di sostegno**: condividere le esperienze con altre famiglie che affrontano le stesse sfide può essere utile.
4. Strategie per i genitori:
   - **Comunicazione aperta**: incoraggi suo figlio a esprimere paure e preoccupazioni.
   - **Educazione**: educare i bambini sulla loro condizione, in modo che possano proteggersi.
   - **Inclusione**: si assicuri che il bambino partecipi al maggior numero possibile di attività. Collaborare con le scuole e i club per garantire un ambiente sicuro.
   - **Rinforzo positivo**: lodare suo figlio quando gestisce bene la sua condizione.
5. Educazione tra pari:
   - Mettere i compagni di classe e gli insegnanti al corrente della condizione del bambino può aiutare a creare un ambiente più comprensivo.
6. Risorse:
   - Cerca le associazioni e le organizzazioni che offrono supporto, workshop e risorse per i bambini allergici e le loro famiglie.

La gestione delle allergie di un bambino richiede un approccio olistico che comprende non solo il trattamento medico, ma anche il supporto emotivo e psicologico. Se i bambini e le loro famiglie ricevono gli strumenti e il sostegno giusti, possono affrontare con successo le sfide presentate dalle allergie e condurre una vita soddisfacente.

Transizione all'assistenza agli adulti

Il passaggio dall'assistenza pediatrica a quella adulta è una fase delicata e cruciale nella vita di un paziente affetto da disturbi allergici o immunologici. Segna il passaggio da un ambiente generalmente più protettivo a uno in cui l'autonomia e la responsabilità individuale sono più importanti. Questa transizione deve essere affrontata con attenzione per garantire la continuità delle cure e preservare la qualità di vita del paziente.

1. Prepararsi alla transizione:
   - **Educazione precoce**: a partire dall'adolescenza, i pazienti devono essere informati della necessità di una transizione e di ciò che essa comporta. Devono essere aiutati a comprendere la loro condizione, i trattamenti e le responsabilità che ne derivano.
   - **Pianificazione**: un piano di transizione dovrebbe essere elaborato molto prima della maggiore età. Questo piano deve includere una valutazione delle capacità, delle esigenze e delle preoccupazioni del paziente.
2. Ruolo degli operatori sanitari:
   - **Coordinamento**: Gli operatori sanitari, che si tratti di pediatria o di medicina degli adulti, devono collaborare per garantire una transizione senza problemi.
   - **Follow-up ravvicinato**: all'inizio della transizione, potrebbero essere necessari appuntamenti più frequenti per garantire che il paziente si stia adattando bene al nuovo ambiente di cura.
3. Autonomia del paziente:
   - **Gestione dei farmaci**: i pazienti devono essere addestrati a gestire i propri farmaci, a riconoscere i sintomi e a sapere quando e come cercare aiuto.
   - **Responsabilizzazione**: incoraggiare i pazienti ad assumersi la responsabilità dei loro appuntamenti medici, del rinnovo delle prescrizioni e delle interazioni con il sistema sanitario.
4. Supporto emotivo:
   - **Preoccupazione e ansia**: il passaggio all'assistenza agli adulti può essere preoccupante. Offrire un supporto psicologico può aiutare a risolvere questi sentimenti.

- **Gruppi di sostegno**: partecipare a un gruppo di sostegno per giovani adulti che affrontano sfide simili può essere utile.
5. Sfide specifiche della transizione:
    - **Cambiamenti istituzionali**: il passaggio da un ospedale per bambini a un ospedale per adulti può intimorire. Una visita preliminare può aiutare a fugare alcuni timori.
    - **Riservatezza**: gli adulti hanno maggiori diritti alla riservatezza, il che può richiedere degli adattamenti, in particolare per i genitori che sono abituati ad essere strettamente coinvolti.
6. Il ruolo dei genitori e degli assistenti:
    - **Lasciare andare gradualmente**: incoraggiare l'indipendenza non significa abbandonare il sostegno. I genitori devono trovare un equilibrio tra incoraggiare l'indipendenza e offrire l'aiuto necessario.

Il passaggio dall'assistenza pediatrica a quella per adulti è un passo importante. Un'attenta preparazione, una comunicazione aperta e un supporto costante possono aiutare a garantire che questa transizione avvenga nel modo più fluido possibile, mettendo i pazienti sulla strada per gestire la loro salute in modo indipendente ed efficace nell'età adulta.

Capitolo 23

IMMUNODEFICIENZE PRIMARIE

Riconoscimento delle principali sindromi da immunodeficienza

Le sindromi da immunodeficienza si riferiscono a un gruppo di malattie in cui il sistema immunitario non funziona correttamente o è insufficiente, esponendo l'individuo a infezioni ricorrenti e talvolta gravi. Queste carenze possono essere innate (presenti fin dalla nascita) o acquisite. Il riconoscimento precoce di queste sindromi è essenziale per poter attuare un trattamento adeguato e prevenire le complicazioni.

1. Immunodeficienza primaria (PID):
Le DIP sono generalmente di origine genetica e spesso compaiono nell'infanzia.
* Carenza di anticorpi:
    * *Globulinemia legata all'X (Bruton)*: assenza di immunoglobuline nel sangue.
    * *Carenza comune variabile*: riduzione di diversi tipi di immunoglobuline.
* Perdite combinate:
    * *Sindrome di DiGeorge:* assenza o ipoplasia del timo che porta a una deficienza di cellule T.
    * Immunodeficienza combinata grave (SCID): carenza di cellule B e T.
* Carenze fagocitarie:
    * *Malattia granulomatosa cronica*: incapacità dei neutrofili di distruggere alcuni batteri o funghi.
* Attivazione immunitaria e sindromi autoinfiammatorie:
    * *Sindrome da iper IgM*: aumento delle IgM e diminuzione delle altre immunoglobuline.
2. Immunodeficienze secondarie (o acquisite):
A differenza delle DIP, le immunodeficienze secondarie derivano da una causa esterna.
* **HIV/AIDS**: il virus dell'immunodeficienza umana attacca e distrugge le cellule CD4, che sono essenziali per la risposta immunitaria.

- **Trattamenti immunosoppressivi**: farmaci come i corticosteroidi, gli immunosoppressori post-trapianto o alcuni agenti antitumorali possono influenzare il sistema immunitario.
- **Tumori**: alcuni tumori, in particolare la leucemia e il linfoma, possono indebolire la risposta immunitaria.
- **Malnutrizione**: un apporto nutrizionale inadeguato può compromettere la funzione immunitaria.
- **Infezioni croniche**: alcune infezioni, come la tubercolosi, possono indebolire il sistema immunitario nel tempo.

Segni evocativi:
- Infezioni ricorrenti o insolitamente gravi.
- Infezioni causate da patogeni opportunisti.
- Ritardo nella crescita o nello sviluppo nei bambini.
- Manifestazioni autoimmuni.
- Granulomi in vari organi.

Quando ci si trova di fronte a infezioni ripetute, insolite o gravi, è essenziale sospettare un'immunodeficienza. Spesso è necessaria una valutazione immunitaria completa per confermare la diagnosi. Una gestione precoce può migliorare notevolmente la qualità di vita dei pazienti e ridurre il rischio di gravi complicazioni.

Follow-up del paziente con immunodeficienza

Il monitoraggio regolare dei pazienti affetti da immunodeficienza è fondamentale per valutare il progresso della malattia, prevenire le complicazioni, adattare il trattamento e garantire il benessere generale del paziente. La complessità di questa cura richiede un approccio multidisciplinare.

1. Valutazione clinica regolare:
   - **Frequenza delle consultazioni** : I pazienti possono richiedere consulti frequenti, a seconda della gravità della loro condizione e del tipo di immunodeficienza.
   - **Monitoraggio delle infezioni**: è fondamentale individuare precocemente qualsiasi infezione, in modo da poterla trattare prima che peggiori.
   - **Valutazione dello sviluppo**: Il monitoraggio regolare dello sviluppo fisico e mentale dei bambini è fondamentale.
2. Monitoraggio biologico:
   - **Test immunologici**: per valutare il funzionamento e le condizioni del sistema immunitario.
   - **Emogramma**: per monitorare i livelli delle diverse cellule del sangue.
   - **Sierologia**: per rilevare determinate infezioni.
3. Prevenzione delle infezioni :
   - **Vaccinazioni**: Potrebbero essere necessarie vaccinazioni appropriate, in particolare per evitare alcune infezioni.
   - **Profilassi antimicrobica**: alcuni pazienti possono richiedere una profilassi a lungo termine per prevenire infezioni specifiche.
   - **Misure igieniche**: consigli sulle misure igieniche da adottare per ridurre al minimo il rischio di infezione.
4. Trattamenti specifici :
   - **Terapia sostitutiva**: come le immunoglobuline per via endovenosa o sottocutanea per i pazienti con una carenza di anticorpi.
   - **Trattamenti immunomodulanti**: per regolare l'attività del sistema immunitario.
   - **Trapianto**: come il trapianto di midollo osseo per l'immunodeficienza combinata grave.
5. Follow-up psicosociale:
   - **Supporto psicologico**: molti pazienti e le loro famiglie hanno bisogno di un supporto psicologico

per aiutarli ad affrontare la diagnosi e le sfide della vita quotidiana.
- **Adattamento alla scuola o al lavoro**: i bambini possono avere bisogno di disposizioni speciali a scuola.

6. Coordinamento con altri specialisti:
- Dato che l'immunodeficienza può colpire diversi organi e sistemi, spesso è necessario uno stretto coordinamento con altri specialisti (pneumologi, gastroenterologi, dermatologi, ecc.).

7. Educazione del paziente e della famiglia:
- È fondamentale educare i pazienti e le loro famiglie sulla malattia, sui segnali di allarme di una possibile infezione, su come gestire i farmaci e sulle misure da adottare per ridurre al minimo i rischi.

Il monitoraggio dei pazienti con immunodeficienza è un processo complesso che richiede un approccio personalizzato. La collaborazione tra gli operatori sanitari, i pazienti e le loro famiglie è la chiave per garantire la migliore qualità di vita possibile per questi pazienti.

Prevenzione delle infezioni in questi pazienti

I pazienti con immunodeficienza sono particolarmente vulnerabili alle infezioni a causa della ridotta o assente capacità del loro sistema immunitario di combattere gli agenti patogeni. La prevenzione delle infezioni è quindi un elemento chiave nella loro gestione. Ecco alcune misure essenziali per prevenire le infezioni in questi pazienti:

1. Vaccinazioni appropriate:
- Assicurarsi che il paziente riceva tutti i vaccini raccomandati, evitando i vaccini vivi attenuati che

potrebbero essere pericolosi per alcuni pazienti immunocompromessi.

- Monitorare le risposte ai vaccini per assicurarsi che siano efficaci.

2. Profilassi antimicrobica :

- Somministrare farmaci antimicrobici come misura preventiva per evitare infezioni specifiche, in particolare nei pazienti ad alto rischio.

3. Misure igieniche rigorose:

- Pratichi una buona igiene delle mani, utilizzando acqua e sapone o disinfettanti per mani a base di alcol.
- Eviti di toccare il viso, soprattutto gli occhi, il naso e la bocca.
- Mantenga le ferite pulite e ben coperte.

4. Protezione contro le infezioni respiratorie:

- Eviti le folle e i luoghi pubblici durante le stagioni influenzali o le epidemie.
- Indossi una mascherina quando visita gli ospedali o altri ambienti ad alto rischio.
- Incoraggi i familiari e gli amici a vaccinarsi contro l'influenza per creare una barriera di protezione.

5. Assicurare l'alimentazione:

- Favorisca gli alimenti cotti o ben lavati.
- Eviti gli alimenti ad alto rischio come la carne cruda, il pesce crudo, le uova crude e i latticini non pastorizzati.

6. Acqua potabile :

- Si assicuri di bere solo acqua depurata o bollita, soprattutto nelle aree in cui l'acqua potabile può essere contaminata.

7. Prevenzione delle infezioni cutanee:

- Eviti bagni prolungati e acqua stagnante.
- Utilizzi delle lozioni idratanti per evitare le screpolature della pelle.
- Faccia attenzione ai segni di infezione, come arrossamento, calore, gonfiore o dolore.

8. Prevenzione delle infezioni opportunistiche:
  - Alcuni agenti patogeni, generalmente innocui per una persona sana, possono causare gravi malattie nei pazienti immunocompromessi. La loro identificazione e il trattamento preventivo possono essere essenziali.
9. Educazione e consapevolezza:
  - Educare i pazienti e le loro famiglie sui rischi di infezione e sulle misure preventive da adottare.
  - Incoraggi i pazienti a riconoscere i primi segni di infezione, in modo da poterli trattare rapidamente.
10. Coordinamento con altri specialisti:
  - Lavorare a stretto contatto con altri professionisti della salute per garantire un'assistenza completa e prevenire le infezioni.

La prevenzione delle infezioni nei pazienti immunodeficienti richiede un approccio proattivo, personalizzato e multidisciplinare per garantire la loro sicurezza e il loro benessere.

Educazione e assistenza ai pazienti e le loro famiglie

L'educazione dei pazienti e delle loro famiglie è essenziale nella gestione delle allergie e delle malattie immunologiche. L'obiettivo non è solo quello di informare, ma anche di responsabilizzare i pazienti, rendendoli protagonisti attivi della propria salute. Ecco alcuni elementi chiave di questa educazione, insieme alle strategie per fornire un supporto adeguato:

1. Informazioni sulla malattia o sull'allergia:
  - Fornire una spiegazione chiara e comprensibile della malattia, dei suoi sintomi e del suo decorso.
  - Spiegare i potenziali fattori scatenanti o gli allergeni specifici legati alla condizione.

2. Gestione dei farmaci:
- Insegnare l'uso corretto dei farmaci, il loro dosaggio, la frequenza e i possibili effetti collaterali.
- In caso di allergie, mostri come usare l'autoiniettore di epinefrina, se prescritto.
3. Riconoscere i segnali di pericolo:
- Educare i pazienti e le loro famiglie su come identificare i primi segni di una reazione allergica grave o di un'esacerbazione della malattia, e su quando cercare aiuto medico.
4. Strategie di prevenzione :
- Dare consigli per evitare gli allergeni, l'alimentazione corretta e altre misure preventive.
5. Gestire la paura e l'ansia :
- Offrire un supporto psicologico per aiutare i pazienti e le famiglie ad affrontare l'incertezza, la paura e l'ansia associate alla malattia.
6. Incoraggiare l'indipendenza:
- Educare i pazienti, in particolare i bambini e gli adolescenti, a prendere gradualmente in mano la propria salute, compreso il riconoscimento dei sintomi e la gestione dei farmaci.
7. Gruppi di sostegno :
- Indirizzare i pazienti e i loro familiari a gruppi di sostegno locali o nazionali, dove possono parlare con altre persone in situazioni simili.
8. Risorse educative :
- Fornire opuscoli, video, siti web e altre risorse educative per approfondire le loro conoscenze.
9. Piano d'azione personalizzato:
- Redigere un piano d'azione con il paziente in caso di crisi o esacerbazione, e assicurarsi che sia chiaramente compreso e accessibile a familiari e amici.
10. Promuovere il dialogo aperto:
- Incoraggiare i pazienti e le loro famiglie a fare domande, a condividere le preoccupazioni e a

stabilire una comunicazione regolare con gli operatori sanitari.

L'educazione dei pazienti e delle loro famiglie è una parte fondamentale delle cure allergologiche e immunologiche. Non solo migliora la qualità di vita dei pazienti, ma aiuta anche a prevenire complicazioni potenzialmente gravi. Un approccio empatico, paziente e premuroso è essenziale per stabilire un rapporto di fiducia, che sarà vantaggioso per la gestione complessiva del paziente.

Capitolo 24

QUALITÀ DELLA VITA E IL MONITORAGGIO A LUNGO TERMINE

Valutare la qualità di vita dei pazienti allergici e immunocompromessi

La qualità della vita è un indicatore essenziale della cura complessiva del paziente. Per coloro che soffrono di allergie o sono immunocompromessi, la loro condizione medica può avere un impatto importante sul loro benessere fisico, emotivo, sociale e funzionale. La valutazione della loro qualità di vita va ben oltre la semplice misurazione dei sintomi. Ecco come si può affrontare questa valutazione:

1. Questionari standardizzati:
Esistono questionari specifici per valutare la qualità di vita dei pazienti allergici o immunocompromessi. Questi strumenti standardizzati forniscono una valutazione oggettiva basata su criteri prestabiliti. Alcuni esempi sono:
- Il questionario sulla qualità di vita delle allergie (AQLQ) per le allergie.
- Il questionario sulla qualità della vita dei pazienti immunodeficienti (QoL-PID).

2. Valutazione fisica :
- Misurare l'impatto dei sintomi sulle attività quotidiane del paziente.
- Valutare la frequenza e la gravità degli episodi allergici o infettivi.

3. Valutazione emotiva :
- Discutere i sentimenti di paura, ansia, depressione o isolamento che possono accompagnare queste condizioni.
- Valutare il livello di stress del paziente in relazione alla sua malattia e alle sue implicazioni.

4. Impatto sociale :
- Esaminare come la condizione influisce sulla capacità del paziente di partecipare alle attività sociali, alla scuola o al lavoro.

- Discuta delle difficoltà incontrate nelle relazioni interpersonali a causa della malattia.
5. Valutazione funzionale :
   - Per determinare in che misura la condizione limita la capacità del paziente di svolgere le attività quotidiane, come vestirsi, mangiare o spostarsi.
6. Soddisfazione per l'assistenza:
   - Valutare la soddisfazione del paziente per l'assistenza medica, il trattamento e la comunicazione con gli operatori sanitari.
7. Aspetti economici :
   - Capire come la malattia influisce sulla situazione finanziaria del paziente, in termini di costi del trattamento, giorni di assenza dal lavoro e altri fattori finanziari.
8. Aspetti educativi :
   - Valutare la comprensione del paziente della sua condizione, dei trattamenti disponibili e del modo in cui può gestire la malattia giorno per giorno.
9. Feedback di familiari e amici:
   - A volte, ottenere informazioni dai familiari o dagli amici più stretti può fornire una prospettiva diversa su come la malattia influisce sulla vita del paziente.
10. Monitoraggio regolare:
   - La valutazione della qualità di vita non deve essere un evento unico. Dovrebbe essere effettuata regolarmente per monitorare i progressi del paziente, adeguare i trattamenti e garantire che si tenga conto delle sue mutevoli esigenze.

Valutare la qualità di vita dei pazienti allergici e immunocompromessi è essenziale per fornire un'assistenza olistica e personalizzata. Ciò non riguarda solo i sintomi fisici, ma anche le sfide emotive, sociali e funzionali che i pazienti possono affrontare. Un approccio multidimensionale, combinato con un ascolto attivo ed empatico, assicura un'assistenza ottimale e migliora il benessere generale del paziente.

Azione per migliorare benessere del paziente

Migliorare il benessere dei pazienti, in particolare di quelli che soffrono di allergie o condizioni immunologiche, richiede un approccio completo che comprenda il trattamento dei sintomi fisici, il supporto psicologico e la considerazione degli aspetti sociali e ambientali. Ecco alcuni interventi che possono aiutare a migliorare il benessere di questi pazienti:

1. Interventi medici :
   - **Ottimizzare il trattamento**: Assicurarsi che il paziente riceva il trattamento più appropriato per la sua condizione, adattandolo regolarmente se necessario.
   - **Educazione terapeutica**: educare i pazienti sulla loro malattia, sui trattamenti e su come gestire al meglio i sintomi.
   - **Prevenzione**: suggerire i vaccini appropriati e altre misure per prevenire le infezioni nei pazienti immunocompromessi.
2. Supporto psicologico :
   - **Terapia individuale**: può aiutare a gestire l'ansia, la depressione o qualsiasi altro problema psicologico associato alla malattia.
   - **Gruppi di sostegno**: possono fornire una piattaforma per condividere le esperienze e ottenere un sostegno emotivo.
   - **Tecniche di rilassamento**: la meditazione, la mindfulness e altre tecniche possono aiutare a gestire lo stress.
3. Educazione e consapevolezza:
   - **Workshop educativi**: organizzare workshop per aiutare i pazienti a capire la loro condizione e come gestirla.

- **Sensibilizzare l'opinione pubblica**: rendere l'opinione pubblica più consapevole delle sfide affrontate dalle persone con allergie o immunodeficienze può aiutarle a integrarsi nella società.

4. Adattarsi all'ambiente :
   - Consigliare modifiche alla casa per ridurre gli allergeni, come l'uso di coperture anti acaro della polvere, la purificazione dell'aria, ecc.
   - Promuovere spazi di lavoro adatti alle persone con gravi allergie.

5. Intervento sociale :
   - Facilitare l'accesso a servizi come l'assistenza domiciliare o i servizi di riabilitazione.
   - Offrire programmi di reinserimento professionale per coloro che hanno dovuto interrompere la loro carriera a causa della malattia.

6. Nutrizione :
   - Offrire consigli dietetici per evitare gli allergeni alimentari e promuovere una dieta equilibrata.
   - Incoraggiare le abitudini alimentari che sostengono il sistema immunitario.

7. Attività fisica :
   - Incoraggiare un'adeguata attività fisica regolare, che può aumentare il benessere generale e migliorare il sistema immunitario.

8. Interventi aggiuntivi :
   - **Terapie complementari**: come l'agopuntura, l'aromaterapia o la terapia di massaggio, che possono aiutare a migliorare il benessere.
   - **Medicina integrativa**: combinare trattamenti convenzionali e alternativi per un approccio olistico.

9. Monitoraggio regolare:
   - Visite regolari con il medico di famiglia o l'infermiera specializzata per valutare l'evoluzione della malattia e adeguare gli interventi.

10. Uso della tecnologia:
- Offrire applicazioni o piattaforme digitali per il monitoraggio dei sintomi, l'assunzione di farmaci o la telemedicina.

Il miglioramento del benessere dei pazienti richiede un approccio multidimensionale, incentrato sul paziente. Comprendendo le esigenze individuali di ogni paziente e proponendo interventi mirati, è possibile migliorare la sua qualità di vita e aiutarlo a gestire efficacemente la sua condizione.

Monitoraggio e considerazioni a lungo termine per una vita normale

Il monitoraggio a lungo termine dei pazienti con allergie o disturbi immunitari è essenziale per garantire una qualità di vita ottimale. La convivenza con queste condizioni richiede spesso degli adattamenti, ma con una gestione adeguata, la maggior parte dei pazienti può condurre una vita il più possibile normale. Ecco alcuni punti chiave da considerare per il monitoraggio a lungo termine e per promuovere una vita normale:

1. Consultazioni mediche regolari:
- Le visite di routine consentono di monitorare l'andamento della malattia, di adeguare i trattamenti e di individuare eventuali complicazioni.
2. Formazione continua:
- I pazienti devono essere regolarmente informati sulle ultime scoperte e raccomandazioni riguardanti la loro condizione.
- Imparare i segnali di allarme di un'esacerbazione o di una reazione allergica può aiutare a intervenire precocemente.

3. Autogestione :
- Le abilità di autogestione, come riconoscere i fattori scatenanti delle allergie o gestire i farmaci, sono fondamentali.

4. Supporto psicosociale :
- Vivere con allergie o immunodeficienze può avere un impatto sulla salute mentale. L'accesso al supporto psicologico, attraverso la terapia o i gruppi di sostegno, è essenziale.

5. Integrazione sociale :
- Incoraggiare la partecipazione ad attività sociali, sportive e culturali, prendendo le necessarie precauzioni.
- Sensibilizzare i familiari e gli amici, gli insegnanti e i datori di lavoro sulle esigenze specifiche del paziente.

6. Piano d'azione di emergenza:
- Tutti i pazienti a rischio di reazioni gravi, come l'anafilassi, devono avere un piano d'azione di emergenza chiaramente definito, condiviso con le persone che li circondano.

7. Stile di vita sano:
- Una dieta equilibrata, un'attività fisica regolare e un sonno adeguato possono migliorare il benessere generale e rafforzare il sistema immunitario.

8. Precauzioni specifiche :
- Per esempio, i pazienti con allergie alimentari devono imparare a leggere attentamente le etichette, mentre quelli con allergie ambientali possono avere bisogno di adattare le loro case.

9. Transizioni assistenziali:
- Assicurare una transizione graduale dall'assistenza pediatrica a quella per adulti.

10. Aderenza al trattamento :
- Utilizzi promemoria, app o altri strumenti per assicurarsi che i farmaci vengano assunti come prescritto.

11. Collegamento in rete :
  - Collegare i pazienti alle associazioni o ai gruppi di sostegno specifici per la loro patologia può fornire una fonte preziosa di consigli e di cameratismo.
12. Considerazioni professionali e accademiche:
  - A seconda della gravità della loro condizione, alcuni pazienti possono richiedere una sistemazione al lavoro o a scuola.
13. Viaggi e tempo libero :
  - I pazienti devono essere informati delle precauzioni da prendere quando viaggiano, come l'assunzione di farmaci supplementari o il controllo delle strutture mediche a destinazione.

L'obiettivo dell'assistenza a lungo termine è quello di consentire ai pazienti di vivere una vita il più possibile normale, nonostante le sfide della loro condizione. Ciò richiede una stretta collaborazione tra gli assistenti, i pazienti, le loro famiglie e la società nel suo complesso, per creare un ambiente in cui i pazienti possano prosperare gestendo la loro salute.

Sfide e successi delle storie dei pazienti

Le storie dei pazienti con allergie o disturbi immunitari possono variare notevolmente a seconda dell'esperienza individuale, dello stato di salute, dell'ambiente e dell'assistenza medica. Ogni storia è unica, ma spesso condividono sfide comuni e momenti di successo e speranza. Ecco solo alcune delle sfide e dei successi che si incontrano frequentemente:

Sfide :

  Diagnosi: alcuni pazienti possono rimanere per anni senza una diagnosi precisa, il che può portare a frustrazione e complicazioni.

Stigmatizzazione e incomprensione: le persone con allergie alimentari o altre condizioni possono trovare i loro problemi incompresi o minimizzati da coloro che le circondano o dalla società nel suo complesso.

Restrizioni quotidiane: evitare gli allergeni comuni o gestire un sistema immunitario indebolito può comportare restrizioni nella vita quotidiana, dalla dieta alla partecipazione a determinate attività.

Effetti collaterali dei trattamenti : I farmaci e gli altri interventi possono avere effetti collaterali fastidiosi o gravi.

Supporto psicologico: vivere con una malattia cronica può avere ripercussioni sulla sua salute mentale, tra cui stress, ansia e depressione.

Costi medici: le consultazioni mediche, i trattamenti e le procedure possono essere costosi, esercitando una pressione finanziaria sui pazienti.

Successi e momenti di speranza:

Ottenere una diagnosi: per molte persone, ricevere una diagnosi precisa è un sollievo perché dà una direzione al trattamento.

Trovare un trattamento efficace: trovare un trattamento o un intervento che funzioni può migliorare notevolmente la qualità della vita.

Comunità di supporto: i gruppi di supporto e le comunità online possono essere una fonte preziosa di consigli, cameratismo e comprensione.

Educazione e consapevolezza: educare i parenti e la comunità amplia la comprensione e la simpatia per la condizione.

Momenti di normalità: che si tratti di mangiare un cibo senza reazioni allergiche grazie al trattamento di immunoterapia, o di partecipare a un'attività senza preoccuparsi dell'esposizione a un allergene, questi momenti in cui la malattia non definisce la loro esistenza sono preziosi per i pazienti.

Contributo alla ricerca: alcuni pazienti scelgono di partecipare a studi clinici, dando un contributo prezioso al progresso della medicina e alla scoperta di nuovi trattamenti.

Storie di ispirazione: Molti pazienti usano le loro esperienze per educare, ispirare e sostenere gli altri, sia attraverso blog, conferenze o volontariato.

Le sfide e i successi dei pazienti di allergologia e immunologia evidenziano la resilienza, il coraggio e la determinazione di molte persone di fronte alle avversità della salute. Le loro storie possono ispirare ed educare gli altri e rafforzare l'importanza di un'attenta gestione medica e di una ricerca continua in questi campi.

Capitolo 25

ASPETTI GENETICI E ALLERGOLOGIA E IMMUNOLOGIA

Genetica delle allergie
e immunodeficienze

La genetica gioca un ruolo importante nel predisporre le persone alle allergie e alle immunodeficienze. Sebbene anche l'ambiente e altri fattori giochino un ruolo, gli studi hanno dimostrato che la genetica può aumentare il rischio di sviluppare queste condizioni. Ecco una panoramica dei legami tra genetica, allergie e immunodeficienze:

Genetica e allergie :

Atopia: l'atopia è una predisposizione genetica a sviluppare allergie. Se uno o entrambi i genitori sono atopici (cioè hanno una storia di asma, rinite allergica o eczema), il rischio che il figlio sviluppi un'allergia è maggiore.

Polimorfismi: la ricerca ha identificato polimorfismi specifici (variazioni genetiche) associati a un maggior rischio di allergie. Questi polimorfismi possono influenzare il modo in cui il sistema immunitario riconosce e risponde agli allergeni.

Studi sui gemelli: gli studi sui gemelli monozigoti (identici) hanno mostrato una maggiore concordanza di allergie rispetto ai gemelli dizigoti (fraterni), suggerendo una forte componente genetica.

Genetica e immunodeficienze :

Deficit immunitari primari (PID): questi deficit sono generalmente causati da mutazioni genetiche ereditate che influenzano lo sviluppo o la funzione del sistema immunitario. Sono stati identificati oltre 300 tipi diversi di PID, molti dei quali sono associati a mutazioni genetiche specifiche.

Trasmissione ereditaria: le modalità di trasmissione della DIP possono essere autosomica recessiva, autosomica dominante o legata all'X. Comprendere la modalità di ereditarietà aiuta i medici a consigliare le famiglie sul rischio per gli altri membri della famiglia o per i futuri figli.

Consulenza genetica: la consulenza genetica è spesso raccomandata alle famiglie con una storia di DIP, per valutare il rischio per i membri attuali e futuri della famiglia e per fornire informazioni sulla pianificazione familiare e sulle opzioni di trattamento.

Sfide e ricerca in corso:
I progressi tecnologici, in particolare il sequenziamento genomico di nuova generazione, stanno rendendo possibile la scoperta di nuovi geni associati alle allergie e alle PID. Queste scoperte possono aiutare a :

Comprendere i meccanismi sottostanti alle allergie e alle PID.

Identificare le persone a rischio prima della comparsa dei sintomi.

Sviluppare nuovi trattamenti mirati alle cause genetiche sottostanti.

Sebbene l'ambiente, l'esposizione agli allergeni e altri fattori giochino un ruolo nello sviluppo di allergie e immunodeficienze, la genetica è una componente chiave. La ricerca continua ad ampliare la nostra comprensione dei legami genetici, offrendo nuove prospettive per la diagnosi, la prevenzione e il trattamento di queste condizioni.

Consulenza genetica per le famiglie

La consulenza genetica è un processo che aiuta le persone o le famiglie a comprendere i rischi delle malattie genetiche. Ha lo scopo di informare e guidare le persone sulle implicazioni, la natura, la prevenzione, lo screening e la diagnosi delle condizioni genetiche. Ecco una panoramica della consulenza genetica per le famiglie:

Obiettivi della consulenza genetica :

Educazione: fornire informazioni dettagliate sulla malattia o sulla condizione genetica in questione.

Valutazione del rischio: stima del rischio di sviluppare o trasmettere una malattia genetica.

Guida: aiutare le persone a prendere decisioni informate su screening, gestione e pianificazione familiare.

Supporto: fornire un sostegno emotivo alle persone o alle famiglie che devono affrontare la diagnosi o il rischio di una malattia genetica.

Processo di consulenza genetica :

Raccolta dell'anamnesi: raccogliere informazioni dettagliate sull'anamnesi medica e familiare per valutare il rischio genetico.

Interpretazione dell'anamnesi: Analisi delle informazioni raccolte per identificare modelli o rischi di malattie genetiche.

Educazione: spiegazione di come si trasmette la malattia, della sua prevalenza, dei sintomi e delle opzioni di screening e trattamento.

Discussione delle implicazioni: esplorazione delle implicazioni del rischio genetico per l'individuo, i suoi figli o altri membri della famiglia.

Processo decisionale: discussione delle diverse opzioni disponibili, come test genetici, monitoraggio medico, interventi preventivi o decisioni sulla procreazione.

Supporto psicologico: aiutare a gestire lo stress, la paura, il senso di colpa o altre emozioni associate a un rischio genetico.

Test genetici :

Questi test possono confermare una diagnosi, stimare il rischio di sviluppare una malattia o determinare il rischio di trasmissione alla prole.

Il consulente genetico fornisce informazioni sui benefici, sui rischi e sui limiti dei test genetici.

Le sfide della consulenza genetica:

- **Complessità delle informazioni**: la genetica può essere complessa e per alcuni individui o famiglie può essere difficile comprendere appieno le implicazioni.
- **Emozioni forti**: Apprendere di essere portatori di un gene che predispone a una malattia può provocare forti reazioni emotive.
- **Decisioni difficili**: alcune persone possono trovarsi di fronte a decisioni difficili in materia di screening, prevenzione o procreazione.

La consulenza genetica è uno strumento prezioso per aiutare le persone e le famiglie a comprendere e gestire i rischi associati alle condizioni genetiche. Un approccio empatico, informativo e centrato sul paziente è essenziale per sostenere le persone in questo processo spesso complesso ed emotivo.

Progressi tecnologici e test genetici

I progressi tecnologici hanno rivoluzionato il campo dei test genetici, consentendo scoperte e applicazioni cliniche senza precedenti. Ecco una panoramica delle principali innovazioni e degli impatti in questo campo:

1. Sequenziamento di nuova generazione (NGS) :
   - **Descrizione:** L'NGS consente di sequenziare milioni di frammenti di DNA contemporaneamente.
   - **Impatto**: questo ha reso il sequenziamento del genoma umano molto più veloce e meno costoso, aprendo la strada a test genetici più accessibili e ad analisi più approfondite.
2. Pannelli genetici :
   - **Descrizione**: anziché analizzare un singolo gene alla volta, i pannelli genetici analizzano contemporaneamente diversi geni, generalmente

collegati a una condizione o a un gruppo di condizioni.

Impatto: i pannelli permettono di identificare le mutazioni in condizioni rare o inaspettate, migliorando la diagnosi e il trattamento.

3. Test genetici diretti al consumatore :

Descrizione: Questi test, come quelli offerti da 23andMe o AncestryDNA, consentono ai consumatori di inviare un campione di saliva per ottenere informazioni genetiche senza rivolgersi a un professionista della salute.

Impatto: hanno reso popolare la genetica tra il grande pubblico, anche se la loro utilità clinica è talvolta oggetto di dibattito.

4. CRISPR-Cas9 :

Descrizione: Una tecnologia di modifica genomica che può essere utilizzata per indirizzare e modificare in modo specifico i segmenti di DNA nel genoma.

Impatto: ha il potenziale di trattare le malattie genetiche mirando e correggendo le mutazioni che causano la malattia.

5. Farmacogenetica :

Descrizione: Lo studio di come i geni di un individuo influenzano la sua risposta ai farmaci.

Impatto: consente la medicina personalizzata, in cui i trattamenti possono essere adattati al patrimonio genetico dell'individuo per massimizzare l'efficacia e ridurre al minimo gli effetti collaterali.

6. Bioinformatica :

Descrizione: L'uso di software e strumenti matematici per interpretare e analizzare i dati genetici.

Impatto: la bioinformatica è essenziale per elaborare e interpretare le enormi quantità di dati generati da tecniche come l'NGS.

7. Test prenatali non invasivi:

Descrizione: Test che utilizzano un semplice campione di sangue materno per analizzare il DNA fetale circolante per alcune condizioni genetiche.

Impatto: offrono un'opzione meno rischiosa rispetto ai metodi invasivi come l'amniocentesi.

Sfide e considerazioni etiche :
Nonostante i progressi, ci sono ancora sfide e preoccupazioni etiche associate ai test genetici, tra cui :

Privacy e riservatezza dei dati genetici.

Possibile discriminazione genetica.

Il modo in cui le informazioni vengono comunicate ai pazienti.

L'interpretazione delle varianti genetiche di significato sconosciuto.

Le implicazioni psicologiche di una diagnosi genetica.

I progressi tecnologici hanno trasformato il campo dei test genetici, aprendo nuove opportunità per la diagnosi, il trattamento e la prevenzione delle malattie. Tuttavia, questi progressi sono anche accompagnati da sfide significative che devono essere affrontate in modo etico e responsabile.

Etica e implicazioni sociali genetica in allergologia

L'etica nella genetica, in particolare nel campo dell'allergologia, è di importanza cruciale, poiché le informazioni genetiche possono avere profonde implicazioni non solo per l'individuo interessato, ma anche per la sua famiglia e la società nel suo complesso. Ecco alcune delle questioni etiche e delle implicazioni sociali associate alla genetica in allergologia:

1. Riservatezza e privacy :
    Le informazioni genetiche sono estremamente personali. È fondamentale garantire che questi dati siano protetti e non vengano divulgati senza il consenso del paziente.
2. Discriminazione genetica :
    Esiste la legittima preoccupazione che le informazioni genetiche possano essere utilizzate per discriminare le persone, sia in ambito lavorativo che assicurativo o in altri settori. Alcuni Paesi hanno approvato leggi per proteggere da questa forma di discriminazione.
3. Consenso informato :
    Prima di sottoporsi ai test genetici, i pazienti devono essere pienamente informati delle implicazioni, dei rischi e dei potenziali benefici. Devono comprendere le possibili conseguenze della scoperta di una predisposizione genetica a un'allergia o a un'altra condizione.
4. Informazioni per la famiglia :
    Se si scopre che un individuo è portatore di una mutazione genetica che lo predispone a un'allergia grave, ciò ha implicazioni per i parenti stretti che potrebbero essere a loro volta a rischio. Come, quando e a chi comunicare queste informazioni diventa una questione etica complessa.
5. Test genetici sui bambini:
    I bambini dovrebbero essere sottoposti a test di predisposizione genetica alle allergie, soprattutto se non è possibile intervenire prima dell'età adulta? Le conseguenze psicologiche e sociali di tali informazioni devono essere valutate attentamente.
6. Implicazioni psicosociali :
    La scoperta di una predisposizione genetica può avere ripercussioni sull'autostima e sull'identità personale e può provocare ansia o stress.
7. Linee guida per il trattamento genetico:
    Se un individuo ha una predisposizione genetica a un'allergia, questo potrebbe influenzare le

raccomandazioni terapeutiche, come evitare certe terapie o preferire certi interventi? E se sì, quali sono le implicazioni etiche di una simile pratica?

8. Commercializzazione dei test genetici :

Con l'aumento dei test genetici direct-to-consumer, come possiamo garantire che questi test siano accurati, affidabili e utilizzati in modo etico?

9. Equità e accesso:

L'accesso ai test genetici e al successivo trattamento può variare in base alle risorse, alla posizione geografica o ad altri fattori socio-economici. Come si può garantire l'equità di accesso a queste risorse vitali?

L'intersezione tra genetica e allergologia offre interessanti opportunità per migliorare l'assistenza ai pazienti. Tuttavia, solleva anche importanti questioni etiche che devono essere attentamente considerate e affrontate per garantire che questi progressi vadano a beneficio di tutti e rispettino i diritti e la dignità delle persone.

Capitolo 26

MANIFESTAZIONI CUTANEE IN ALLERGOLOGIA

Orticaria e angioedema

L'orticaria e l'angioedema sono due manifestazioni cutanee legate al rilascio di istamina e altri mediatori infiammatori nel derma. Queste condizioni possono verificarsi insieme o separatamente.

Orticaria

Definizione

L'orticaria è caratterizzata dall'improvvisa comparsa di chiazze in rilievo, rosse e pruriginose, spesso circondate da un'area di eritema. Queste placche, note come papule orticarioidi, possono variare in dimensione e forma.

Cause

L'orticaria può essere scatenata da una serie di fattori, tra cui :
- Reazioni allergiche (cibo, farmaci, punture di insetti)
- Contatto con alcune sostanze (lattice, ortiche)
- Condizioni fisiche (pressione, freddo, calore, sole, esercizio fisico)
- Infezioni (virali, batteriche, parassitarie)
- Stress
- Alcune malattie (lupus, alcuni tipi di cancro, malattie della tiroide)
- In molti casi, la causa esatta non è stata identificata.

Tipi
- **Orticaria acuta**: dura meno di 6 settimane, generalmente dovuta a una causa specifica.
- **Orticaria cronica**: dura più di 6 settimane, spesso senza una causa identificabile.

Angioedema

Definizione

L'angioedema è un'infiammazione più profonda della pelle, spesso associata all'orticaria. Si manifesta con un gonfiore improvviso degli strati più profondi della pelle, in particolare intorno agli occhi e alle labbra, nonché sulle mani, sui piedi e sulla gola.

Cause

I fattori scatenanti sono simili a quelli dell'orticaria e possono includere reazioni allergiche, farmaci (ad esempio gli ACE-inibitori) e fattori ereditari.

Rischi

L'angioedema può essere pericoloso se provoca il gonfiore della gola, ostruendo le vie respiratorie.

Trattamento

Il trattamento dell'orticaria e dell'angioedema mira ad alleviare i sintomi e ad evitare i fattori scatenanti identificati. Spesso vengono prescritti antistaminici per ridurre il prurito e l'infiammazione. Nei casi più gravi, possono essere necessari i corticosteroidi orali. Per l'angioedema associato a problemi respiratori, è essenziale un intervento medico urgente.

L'orticaria e l'angioedema sono condizioni comuni che possono avere un impatto significativo sulla qualità di vita di una persona. Comprendere i potenziali fattori scatenanti, i sintomi e il trattamento appropriato è essenziale per gestire efficacemente queste condizioni. In caso di sintomi persistenti o gravi, si consiglia di consultare un medico.

Dermatite atopica ed eczema

La dermatite atopica (spesso chiamata eczema atopico) è una condizione cutanea cronica che può causare prurito e infiammazione della pelle. Fa parte di un gruppo di condizioni allergiche che comprende anche l'asma, la rinite allergica e l'orticaria. Il termine "eczema" è spesso usato in modo intercambiabile con "dermatite atopica", anche se in realtà si riferisce a un gruppo più ampio di condizioni dermatologiche infiammatorie.

Dermatite atopica

Sintomi :
- Arrossamento
- Prurito intenso
- Pelle secca, squamosa o ruvida
- Piccole protuberanze o vesciche, che possono trasudare o formare croste.
- Infiammazione e gonfiore
- Pigmentazione (spesso nelle persone con la pelle più scura)

Cause e fattori scatenanti :

La causa esatta della dermatite atopica è sconosciuta, ma probabilmente è dovuta a una combinazione di fattori genetici e ambientali. I fattori scatenanti comuni includono:
- Allergeni (pollini, acari della polvere, muffe, animali)
- Irritanti (saponi, detergenti, profumi)
- Variazioni climatiche (freddo o siccità)
- Stress
- Infezioni della pelle

Trattamento :

Il trattamento mira a ridurre il prurito, a prevenire le riacutizzazioni e a idratare la pelle.
- Idratanti ed emollienti
- Corticosteroidi topici per ridurre l'infiammazione
- Antistaminici per controllare il prurito
- Farmaci immunosoppressivi nei casi gravi
- Terapie basate sulla luce (fototerapia)
- Evitare i fattori scatenanti noti

Eczema

Sebbene il termine "eczema" sia spesso usato per descrivere la dermatite atopica, in realtà si riferisce a un gruppo di condizioni infiammatorie della pelle che comprendono anche :
- **Dermatite da contatto**: causata dal contatto con sostanze irritanti o allergeni.

Eczema nummulare (o discoide): caratterizzato da chiazze rotonde e squamose.

Eczema disidrotico: piccole vesciche sulle mani e sui piedi.

Eczema seborroico: chiazze rosse con squame giallastre, spesso sul cuoio capelluto o sul viso.

La dermatite atopica e altre forme di eczema possono avere un impatto significativo sulla qualità della vita. Sebbene non esista una cura definitiva, sono disponibili molte opzioni di trattamento per gestire i sintomi. È essenziale lavorare a stretto contatto con un dermatologo o un allergologo per stabilire un piano di trattamento personalizzato.

Test cutanei: tecniche e interpretazione

I test cutanei sono comunemente utilizzati in allergologia per determinare se una persona è allergica a una sostanza specifica. Questi test prevedono l'introduzione di una piccola quantità di allergene sospetto sulla pelle e l'osservazione della reazione.

Tecniche di test cutaneo :

Test di puntura:

Una goccia contenente l'allergene viene posizionata sulla pelle, di solito sull'avambraccio o sulla schiena.

La pelle sotto la goccia viene delicatamente punta con un piccolo ago o una lancetta.

Se si verifica una reazione allergica, entro 15-20 minuti apparirà una papula (elevazione della pelle) circondata da un'area rossastra.

Test intradermico :

Una piccola quantità di allergene viene iniettata direttamente nel derma con una siringa sottile.

Questo metodo è più sensibile del prick test, ma è anche più probabile che produca reazioni false positive. Viene spesso utilizzato per verificare le allergie ai farmaci o ai veleni degli insetti.

Patch test :

Gli allergeni vengono applicati su cerotti che vengono poi attaccati alla pelle, di solito sulla schiena.

Questi cerotti vengono generalmente lasciati in posizione per 48 ore, dopodiché vengono rimossi e viene effettuata una prima lettura. Una seconda lettura viene spesso effettuata da 72 a 96 ore dopo l'applicazione.

Viene utilizzato per diagnosticare la dermatite allergica da contatto.

Interpretazione dei risultati :

Reazione positiva: comparsa di una papula, spesso accompagnata da arrossamento e prurito. Spesso si misura la dimensione della papula. Una reazione più grande suggerisce una maggiore sensibilità, ma questo non predice necessariamente la gravità dei sintomi in caso di esposizione effettiva all'allergene.

Reazione negativa: nessuna papula o arrossamento. Questo suggerisce che il paziente non è sensibilizzato all'allergene testato.

Reazione dubbia o falso positivo: una piccola reazione che può essere dovuta a fattori diversi dall'allergia, come l'irritazione.

Reazione falsa negativa: assenza di reazione anche se il paziente è allergico. Ciò può verificarsi se il paziente assume antistaminici o se il test non viene eseguito correttamente.

Precauzioni:

Alcuni farmaci, in particolare gli antistaminici, possono interferire con i test cutanei e devono essere sospesi prima del test, come raccomandato dal medico.

I test cutanei non devono essere eseguiti durante una riacutizzazione dell'eczema grave o se il paziente ha avuto di recente una reazione anafilattica.

I test cutanei sono uno strumento prezioso per identificare gli allergeni responsabili dei sintomi allergici. Tuttavia, devono essere eseguiti e interpretati da uno specialista formato in allergologia per ottenere risultati accurati ed evitare complicazioni.

Trattamento e cura manifestazioni cutanee

Le condizioni allergiche della pelle come l'orticaria, la dermatite atopica (eczema) e la dermatite da contatto richiedono una gestione mirata per controllare i sintomi, prevenire le esacerbazioni e migliorare la qualità di vita dei pazienti. Ecco una panoramica del trattamento e della gestione di queste condizioni:

1. Orticaria :

Antistaminici: sono il pilastro del trattamento. Gli antistaminici di seconda generazione, come la cetirizina, la fexofenadina e la loratadina, sono preferiti perché causano meno sonnolenza.

Corticosteroidi orali: vengono utilizzati per i focolai gravi di orticaria, ma l'uso a lungo termine è da evitare a causa degli effetti collaterali.

Omalizumab: anticorpo monoclonale utilizzato per trattare l'orticaria cronica spontanea che non risponde agli antistaminici.

2. Dermatite atopica (eczema) :

   Idratante: l'applicazione regolare di emollienti aiuta a riparare la barriera cutanea e a prevenire la secchezza.

   Corticosteroidi topici: vengono utilizzati per ridurre l'infiammazione. La potenza dello steroide viene scelta in base alla gravità dell'eczema.

   Inibitori topici della calcineurina: Tacrolimus e pimecrolimus possono essere utilizzati nei casi di intolleranza o resistenza ai corticosteroidi.

   Dupilumab: anticorpo monoclonale utilizzato nel trattamento della dermatite atopica da moderata a grave negli adulti e in alcuni adolescenti.

   Fototerapia: esposizione controllata ai raggi UVB per trattare l'eczema grave.

3. Dermatite da contatto :

   Evitare l'allergene: una volta identificato l'allergene con un patch test, il paziente deve evitare qualsiasi contatto con esso.

   Corticosteroidi topici: usati per ridurre l'infiammazione.

   Impacchi umidi: aiutano a ridurre l'infiammazione e ad alleviare i sintomi.

Misure generali :

   Educazione del paziente: I pazienti devono essere informati sulla natura della loro condizione, sui potenziali fattori scatenanti e su come gestire e prevenire le riacutizzazioni.

   Eviti le sostanze irritanti: Profumi, coloranti, alcuni saponi e detergenti possono aggravare i sintomi della pelle. Utilizzi prodotti ipoallergenici e senza profumo.

   Controllare il prurito: tenere le unghie corte, usare antistaminici ed evitare i fattori scatenanti può aiutare a controllare il prurito.

   Psicoterapia: lo stress può essere un fattore scatenante di alcune patologie cutanee. Gestire lo stress attraverso la meditazione, il rilassamento o la psicoterapia può essere utile.

La gestione dei disturbi della pelle richiede spesso un approccio multidisciplinare che coinvolge dermatologi, allergologi, infermieri specializzati e altri professionisti sanitari.

Capitolo 27

NUOVE TERAPIE MIRATE

Anticorpi monoclonali in allergologia

Gli anticorpi monoclonali (mAbs) sono molecole progettate per colpire in modo specifico una singola proteina. Nel campo dell'allergologia, vengono utilizzati per colpire e neutralizzare le molecole chiave coinvolte nella risposta allergica. Questi farmaci offrono un approccio mirato al trattamento di alcune allergie e malattie associate, in particolare quando i trattamenti standard sono inefficaci o poco tollerati.

Alcuni anticorpi monoclonali utilizzati in allergologia includono:

Omalizumab (Xolair):

Bersaglio: Immunoglobulina E (IgE). Legandosi alle IgE, omalizumab impedisce loro di attaccarsi ai mastociti e ai basofili, riducendo così il rilascio di istamina e di altri mediatori infiammatori.

Indicazioni: asma allergica da moderata a grave, orticaria cronica spontanea.

Dupilumab (Dupixent):

Target: Subunità dei recettori per l'interleuchina 4 (IL-4) e l'IL-13, citochine chiave coinvolte nella risposta infiammatoria nella dermatite atopica e nell'asma.

Indicazioni: dermatite atopica da moderata a grave, asma eosinofila, poliposi nasale.

Mepolizumab (Nucala), Reslizumab (Cinqair), Benralizumab (Fasenra):

Bersaglio: IL-5 o il suo recettore. L'IL-5 è essenziale per la sopravvivenza e la funzione degli eosinofili, cellule che svolgono un ruolo chiave in alcuni tipi di asma.

Indicazioni: asma eosinofila grave.

Tezepelumab:

Obiettivo: la linfopoietina stromale timica (TSLP), una citochina a monte che svolge un ruolo nell'avvio delle risposte infiammatorie allergiche.

Indicazioni: asma grave e non controllata.

Vantaggi dei mAb in allergologia:

Trattamento mirato: questi trattamenti mirano precisamente a percorsi specifici coinvolti nella patologia allergica.

Risposta duratura: alcuni pazienti possono avere una risposta prolungata anche dopo l'interruzione del trattamento.

Ben tollerato: meno effetti collaterali sistemici rispetto ad altri trattamenti immunosoppressivi.

Limitazioni:

Costo: i mAb sono generalmente costosi.

Via di somministrazione: La maggior parte richiede la somministrazione per iniezione.

Risposte variabili: non tutti i pazienti rispondono o beneficiano della terapia.

La disponibilità e l'uso di anticorpi monoclonali in allergologia ha rivoluzionato la gestione di alcune gravi malattie allergiche. Con il progredire della ricerca, è probabile che vengano identificati e resi disponibili altri bersagli e anticorpi monoclonali per trattare una gamma ancora più ampia di malattie allergiche e immunologiche.

Immunoterapia specifica: progressi recenti

L'immunoterapia specifica (SIT) o desensibilizzazione agli allergeni è un approccio terapeutico utilizzato da oltre un secolo per trattare alcune allergie. Comporta la somministrazione graduale di dosi crescenti di un allergene specifico al paziente, con l'obiettivo di modificare la risposta immunitaria a questo allergene e ridurre o addirittura eliminare i sintomi in caso di esposizione successiva.

Ecco alcuni recenti progressi nell'immunoterapia specifica:
STI sublinguale (SLIT):
La SLIT è un'alternativa all'immunoterapia iniettabile (SCIT). Viene somministrata sotto forma di compresse o gocce sotto la lingua.

I prodotti SLIT sono stati approvati per il polline delle erbe, il polline degli alberi, gli acari della polvere e altri allergeni.
STI per le allergie alimentari:
Gli studi hanno mostrato risultati promettenti per la STI orale (OIT) per le allergie a latte, uova, arachidi e altri alimenti.

Nel 2020, il primo trattamento OIT per l'allergia alle arachidi, Palforzia, è stato approvato negli Stati Uniti.
ITS combinato:
Per i pazienti allergici a diversi pollini o allergeni, si stanno studiando trattamenti che combinano più allergeni.
Ottimizzazione del protocollo:
Si stanno studiando nuovi approcci volti a ridurre la durata della SIT, aumentandone al contempo l'efficacia e la sicurezza, come la SIT ad alto dosaggio e la SIT ultra-rapida.
Additivi e nuove formulazioni:
Sono in corso ricerche per migliorare l'efficacia e la sicurezza della SIT utilizzando adiuvanti (composti che potenziano la risposta immunitaria) o modificando la struttura degli allergeni.

STI per l'asma grave:

Sebbene la SIT sia tradizionalmente utilizzata per le allergie respiratorie da lievi a moderate, sono in corso studi per valutare la sua efficacia nei pazienti con asma più grave.

Utilizzo di biotecnologie:

È in corso lo sviluppo di allergoidi modificati (allergeni modificati in laboratorio per ridurre la loro capacità di provocare una reazione allergica, pur mantenendo la capacità di indurre una risposta immunitaria).

Approcci personalizzati:

Con la crescente comprensione della genetica e della biologia delle allergie, si stanno studiando approcci SIT personalizzati basati sul profilo genetico o immunologico del paziente.

La SIT rimane una delle poche terapie in grado di modificare la progressione naturale della malattia allergica. Con i progressi recenti e futuri, il suo potenziale per trattare un numero maggiore di allergie e di pazienti in modo più efficace e sicuro sta crescendo.

Terapie geniche e cellule staminali per le immunodeficienze

Le terapie geniche e gli approcci con le cellule staminali hanno trasformato il trattamento di alcune immunodeficienze primarie (PID), che sono disturbi ereditari del sistema immunitario. Questi progressi offrono la speranza di trattare, o addirittura curare, alcuni di questi disturbi spesso debilitanti e talvolta fatali.

- Terapia genica:
  - **Principio**: la terapia genica mira a correggere il gene difettoso che causa l'immunodeficienza. In genere, ciò si ottiene introducendo una copia funzionale del gene nelle cellule del paziente.
  - **Applicazioni**: la terapia genica ha avuto un grande successo nel trattamento dell'immunodeficienza combinata grave (SCID), in particolare la SCID legata all'X e la SCID causata dalla carenza di ADA. Anche altre SCID sono in fase di studio per l'intervento di terapia genica.
  - **Metodologia**: in genere, le cellule staminali ematopoietiche (che danno origine a tutte le cellule del sangue) vengono prelevate dal paziente, modificate in laboratorio per introdurre il gene corretto e poi reiniettate nel paziente.
- Trapianto di cellule staminali ematopoietiche (HSCT):
  - **Principio**: l'HSCT mira a sostituire il sistema immunitario difettoso del paziente con un sistema immunitario sano, generalmente proveniente da un donatore compatibile.
  - **Applicazioni**: l'HSCT è stato utilizzato con successo per trattare diversi tipi di PID, tra cui la SCID e la granulomatosi settica cronica.
  - **Sfide**: la difficoltà principale dell'HSCT è trovare un donatore adatto. Anche se c'è una corrispondenza, c'è il rischio di rigetto o di malattia del trapianto contro l'ospite (GVHD).
- Innovazioni e sfide:
  - **Sicurezza**: i primi approcci di terapia genica erano associati al rischio di indurre la leucemia. Le nuove tecniche, come l'uso di vettori virali autoinattivanti, hanno aumentato la sicurezza.

- **Editing del genoma**: le tecnologie come CRISPR-Cas9 consentono oggi di indirizzare e correggere con precisione le mutazioni genetiche specifiche responsabili della PDI.
- **Accessibilità**: sebbene queste terapie offrano un potenziale rivoluzionario, il loro costo elevato e la disponibilità limitata possono renderle inaccessibili a tutti i pazienti.

Le terapie geniche e con cellule staminali offrono un immenso potenziale per il trattamento delle immunodeficienze primarie. Anche se rimangono molte sfide, i continui progressi in queste aree offrono la speranza di migliorare le opzioni terapeutiche per i pazienti con PID.

Il futuro del trattamento: ricerca e innovazione

Il campo dell'allergologia e dell'immunologia è in costante evoluzione, con molte innovazioni e progetti di ricerca in corso. Ecco uno sguardo alle tendenze, alle ricerche e alle innovazioni che potrebbero plasmare il futuro dei trattamenti in questo campo:

- **Terapie personalizzate**: Con l'avvento della genomica e della biotecnologia, i trattamenti possono essere sempre più personalizzati, consentendo interventi più mirati ed efficaci, basati sul profilo genetico e immunologico del paziente.
- **Microbioma e immunologia**: il microbioma, in particolare il microbioma intestinale, è sempre più riconosciuto come un ruolo chiave nella modulazione del sistema immunitario. La ricerca futura potrebbe concentrarsi sulla manipolazione del microbioma per

trattare o prevenire le malattie allergiche e immunologiche.

- **Immunoterapia di nuova generazione**: attualmente si stanno sviluppando nuovi metodi di somministrazione, come i cerotti cutanei o le compresse sublinguali, nonché l'immunoterapia per nuovi allergeni.
- **Terapie geniche e cellulari**: come già detto, queste terapie offrono il potenziale per trattare o addirittura curare alcune immunodeficienze primarie.
- **Nanotecnologia**: la nanotecnologia potrebbe essere utilizzata per indirizzare i farmaci in modo più efficace, riducendo gli effetti collaterali e aumentando l'efficacia dei trattamenti.
- **Intelligenza artificiale (AI) e medicina predittiva**: l'AI potrebbe essere utilizzata per analizzare enormi insiemi di dati, identificare tendenze o modelli e persino prevedere il rischio di allergie o immunodeficienze negli individui.
- **Vaccini contro le allergie**: Sono in corso ricerche per sviluppare vaccini che potrebbero prevenire o ridurre la gravità delle reazioni allergiche.
- **Biologici e piccole molecole**: gli agenti biologici, come gli anticorpi monoclonali, e le piccole molecole mirate continuano ad essere sviluppati per trattare diverse condizioni allergiche e immunologiche.
- **Educazione e consapevolezza**: con le allergie in aumento in tutto il mondo, la consapevolezza e l'educazione del pubblico, così come la formazione degli operatori sanitari, saranno essenziali per prevenire e gestire queste condizioni.
- **Approcci integrativi**: riconoscendo che i pazienti sono più della somma dei loro sintomi, un approccio olistico all'assistenza potrebbe integrare nutrizione, psicologia, fisioterapia e altre discipline.

Il futuro dei trattamenti in allergologia e immunologia è promettente, con una combinazione di nuove tecnologie, approcci terapeutici innovativi e una comprensione più approfondita dei meccanismi alla base della malattia. La chiave sarà integrare questi progressi in un modo incentrato sul paziente, per fornire la massima qualità di cura.

Capitolo 28

SUPPORTO PSICOLOGICO E SUPPORTO

Impatto psicologico allergie croniche

L'impatto psicologico delle allergie croniche è spesso sottovalutato. Tuttavia, queste condizioni, come qualsiasi malattia cronica, possono avere un impatto significativo sul benessere mentale ed emotivo di una persona. Ecco alcuni aspetti di questo impatto:

- **Ansia e stress**: la paura degli allergeni, in particolare nel caso di allergie gravi come l'allergia alimentare, dove l'esposizione accidentale può causare anafilassi, può causare ansia costante. I soggetti allergici possono anche sperimentare lo stress nel tentativo di evitare l'esposizione e di gestire i sintomi.
- **Isolamento sociale**: le persone con allergie alimentari, ad esempio, possono evitare le uscite sociali in cui è coinvolto il cibo per paura di una reazione allergica. Possono anche sentirsi esclusi o incompresi dai loro coetanei.
- **Autostima e immagine corporea**: i sintomi delle allergie, come l'eczema o la dermatite atopica, possono influire sull'aspetto fisico, il che può avere un impatto sull'autostima e sull'immagine corporea.
- **Depressione**: la gestione continua delle allergie, l'isolamento sociale e le sfide quotidiane possono portare a sentimenti di tristezza, disperazione e persino depressione.
- **Stanchezza**: i sintomi dell'allergia, come la congestione o gli starnuti, possono disturbare il sonno, causando stanchezza cronica e riduzione della qualità della vita.
- **Impatto sulla vita quotidiana**: semplici attività quotidiane, come mangiare fuori, scegliere i prodotti al supermercato o viaggiare, possono diventare complesse e stressanti per le persone allergiche.

- **Esaurimento emotivo**: la costante vigilanza necessaria per evitare gli allergeni e gestire i sintomi può portare all'esaurimento emotivo.
- **Sentimenti di frustrazione**: i soggetti allergici possono sentirsi frustrati dai sintomi persistenti, nonostante i loro migliori sforzi per gestirli.
- **Impatto sui familiari**: i genitori di bambini allergici possono sentirsi ansiosi, colpevoli e stressati per la salute e la sicurezza del loro bambino.

È fondamentale che gli operatori sanitari riconoscano e affrontino questi aspetti psicologici quando si occupano delle persone allergiche. Un approccio completo, che incorpori interventi psicologici ed educativi, può aiutare i pazienti e le loro famiglie a gestire meglio le sfide emotive associate alle allergie croniche.

Gestire lo stress e l'ansia nei pazienti

La gestione dello stress e dell'ansia è una parte essenziale della gestione complessiva dei pazienti, in particolare di quelli che soffrono di malattie croniche come le allergie. L'ansia e lo stress possono non solo esacerbare i sintomi fisiologici, ma anche ridurre la qualità di vita del paziente. Ecco alcune strategie e approcci per aiutare a gestire lo stress e l'ansia nei pazienti:

- **Educazione terapeutica**: informare i pazienti sulla loro condizione e sul trattamento può ridurre l'ansia associata all'ignoto. Una migliore comprensione della loro condizione può aiutarli a sentirsi più padroni.
- **Terapie cognitivo-comportamentali (CBT)**: la CBT è una forma di psicoterapia che aiuta le persone a identificare e modificare i pensieri e i comportamenti negativi che possono contribuire all'ansia.

- **Tecniche di rilassamento**: metodi come la respirazione profonda, la meditazione e il rilassamento muscolare progressivo possono aiutare a ridurre lo stress e l'ansia.
- **Esercizio fisico**: l'attività fisica può ridurre lo stress rilasciando endorfine, che sono antidolorifici naturali, e aiutando le persone ad allontanare le preoccupazioni.
- **Terapia di gruppo**: partecipare a un gruppo di sostegno in cui gli individui possono condividere le loro esperienze e i loro sentimenti può fornire uno spazio sicuro per esprimere le preoccupazioni e imparare dagli altri.
- **Terapie complementari**: approcci come l'agopuntura, lo yoga e la terapia di massaggio possono aiutare alcune persone a gestire lo stress.
- **Gestione del tempo**: aiutare i pazienti a organizzare la loro vita in modo da evitare il sovraccarico di lavoro, fare delle pause e dare priorità alle loro attività può ridurre lo stress.
- **Evitare gli stimolanti**: Ridurre o eliminare la caffeina e altri stimolanti può aiutare a ridurre l'ansia in alcune persone.
- **Consultazione di uno specialista**: nei casi di ansia grave, può essere necessario rivolgersi a uno psicologo o a uno psichiatra per un'ulteriore valutazione e trattamento.
- **Farmaci**: in alcuni casi, possono essere prescritti farmaci ansiolitici o antidepressivi per aiutare a gestire l'ansia. Questi farmaci devono essere prescritti con cautela e sotto controllo medico.
- **Pianificazione e preparazione**: per le persone allergiche, avere un chiaro piano d'azione in caso di esposizione a un allergene può ridurre l'ansia.
- **Tecniche di biofeedback**: queste tecniche insegnano ai pazienti come controllare alcune funzioni fisiologiche per aiutare a ridurre lo stress.

È fondamentale riconoscere che ogni individuo è unico. Ciò che funziona per una persona può non funzionare per un'altra. Un approccio personalizzato e olistico è quindi essenziale per gestire efficacemente lo stress e l'ansia nei pazienti.

Gruppi di sostegno e reti di auto-aiuto

I gruppi di sostegno e le reti di auto-aiuto svolgono un ruolo essenziale nella gestione dei pazienti con malattie croniche, comprese le allergie e le immunodeficienze. Questi gruppi forniscono una piattaforma in cui i pazienti, le loro famiglie e i loro cari possono condividere esperienze, scambiare informazioni e ricevere supporto emotivo. Ecco le caratteristiche e i vantaggi principali di questi gruppi:

- **Sostegno emotivo**: essere ascoltati e compresi da persone che vivono situazioni simili può alleviare i sentimenti di isolamento e stigmatizzazione. La semplice consapevolezza di non essere soli può avere un impatto profondamente benefico sul suo benessere emotivo.
- **Scambio di informazioni**: I gruppi di sostegno spesso offrono una ricchezza di informazioni basate sull'esperienza personale. I partecipanti possono condividere consigli pratici, suggerimenti e risorse che hanno funzionato per loro.
- **Educazione**: questi gruppi spesso organizzano sessioni educative con professionisti del settore sanitario per informare i membri sugli ultimi progressi medici, sulle nuove terapie e sulle migliori pratiche di gestione della malattia.
- **Sostenitori del cambiamento**: I gruppi di sostegno possono anche fungere da gruppi di difesa del

paziente, facendo campagne per cambiare le politiche, migliorare l'assistenza e finanziare la ricerca.

- **Attività sociali e ricreative**: molti di questi gruppi organizzano eventi sociali, gite o workshop che offrono una gradita evasione dalla routine quotidiana della gestione della malattia.
- **Networking**: i gruppi consentono ai pazienti e alle famiglie di creare forti reti di supporto, che possono essere utili nei momenti di bisogno, come ad esempio durante una crisi.
- **Rafforzare la resilienza**: condividendo storie di successi, sfide superate e lezioni apprese, i membri possono ispirare e rafforzare la resilienza degli altri.
- **Sostegno alle famiglie e alle persone care**: questi gruppi forniscono anche una piattaforma per le famiglie e le persone care dei pazienti, consentendo loro di comprendere la malattia, di imparare come sostenere al meglio la persona amata e di gestire il proprio stress.
- **Collegamenti con gli operatori sanitari**: alcuni gruppi sono affiliati a ospedali o cliniche e possono facilitare i collegamenti con gli operatori sanitari per consultazioni, consigli o trattamenti.
- **Supporto online**: con l'avvento delle tecnologie digitali, molti gruppi di supporto offrono piattaforme online, forum e gruppi di discussione per coloro che non possono partecipare fisicamente alle riunioni.

Unendosi a un gruppo di sostegno o a una rete di auto-aiuto, i pazienti possono non solo migliorare la loro qualità di vita, ma anche acquisire competenze e conoscenze che li aiutino a gestire efficacemente la loro condizione. È importante scegliere un gruppo che risponda alle esigenze specifiche del paziente, in un'atmosfera attenta e rispettosa.

Tecniche di consulenza specifiche per gli infermieri di allergologia.

Il ruolo dell'infermiera specializzata in allergie va ben oltre la semplice somministrazione di cure mediche. I pazienti allergici possono spesso provare ansia, stress o frustrazione in relazione alla loro condizione. La consulenza di un infermiere può aiutare questi pazienti a comprendere, gestire e convivere meglio con le loro allergie. Ecco alcune tecniche di consulenza specifiche che gli infermieri specializzati in allergie possono adottare:

- **Ascolto attivo**: ascoltare attentamente le preoccupazioni, le paure e le domande dei pazienti è essenziale. Non solo fornisce informazioni importanti per la cura, ma mostra anche ai pazienti che vengono ascoltati e compresi.
- **Tecniche di interrogatorio**: Porre domande aperte per incoraggiare i pazienti a condividere i loro sentimenti e le loro esperienze. Ad esempio, "Come si sente riguardo alla sua allergia?" o "Quali sfide affronta quotidianamente a causa della sua allergia?".
- **Convalida dei sentimenti**: Riconoscere e convalidare i sentimenti del paziente può aiutare a rafforzare il legame terapeutico e a ridurre l'ansia.
- **Educazione**: fornire informazioni chiare e comprensibili sull'allergia, le sue cause, i test, i trattamenti e le misure preventive. Questo può aiutare a demistificare la malattia e a dare ai pazienti un senso di controllo.
- **Strategie di coping**: suggerire strategie per aiutare i pazienti a gestire lo stress o l'ansia associati all'allergia, come il rilassamento, la meditazione o la tenuta di un diario.
- **Tecniche di assertività**: incoraggiare i pazienti a comunicare apertamente con le persone che li

circondano riguardo alle loro allergie, a chiedere aiuto se necessario e a difendere le loro esigenze.

- **Consigli pratici**: offrire suggerimenti su come gestire le situazioni quotidiane, come preparare i pasti per evitare gli allergeni o gestire le situazioni sociali.
- **Ruolo dei giochi e degli scenari**: questo è particolarmente utile per i bambini. Giocare a degli scenari può aiutare i bambini a capire la loro allergia e a sapere come reagire in determinate situazioni, come ad esempio quando viene loro offerto un alimento a cui sono allergici.
- **Gruppi di sostegno**: incoraggiare la partecipazione a gruppi di sostegno o a seminari educativi in cui i pazienti possono condividere le loro esperienze e imparare dagli altri.
- **Rinforzo positivo**: incoraggiare e lodare i pazienti quando adottano misure per gestire efficacemente la loro allergia, come evitare gli allergeni o seguire un piano di trattamento.

È importante che l'infermiera specializzata in allergie riceva una formazione regolare sulle tecniche di consulenza e si tenga aggiornata sulle ultime ricerche e raccomandazioni nel campo dell'allergologia. In questo modo, potrà fornire ai suoi pazienti un supporto efficace e basato sulle evidenze.

Capitolo 29

ALLERGIE
AI
FARMACI

Meccanismi e manifestazioni reazioni ai farmaci

Le reazioni ai farmaci possono variare notevolmente in termini di gravità e presentazione. Sono classificate in diversi tipi, a seconda dei meccanismi sottostanti. La comprensione di questi meccanismi è essenziale per fare una diagnosi corretta, evitare reazioni future e fornire un trattamento adeguato.

1. Tipi di reazioni ai farmaci:

Tipo I (reazioni immediate o ipersensibilità immediata) :
- Meccanismo: queste reazioni sono mediate da anticorpi IgE che si legano a un farmaco. Alla successiva esposizione, il farmaco si lega a questi anticorpi IgE, innescando il rilascio di istamina e di altri mediatori chimici dai mastociti e dai basofili.
- Manifestazioni: orticaria, angioedema, rinite, asma, anafilassi.
- Esempi di farmaci: penicillina, cefalosporine.

Tipo II (citotossicità) :
- Meccanismo: gli anticorpi si legano direttamente a una cellula bersaglio, provocandone la distruzione.
- Sintomi: anemia emolitica, trombocitopenia, agranulocitosi.
- Esempi di farmaci: penicillina, chinidina, metil-dopa.

Tipo III (reazioni immunocomplesse) :
- Meccanismo: i complessi farmaco-anticorpo si depositano nei tessuti, provocando l'infiammazione.
- Manifestazioni: febbre, rash, artralgia, glomerulonefrite.
- Esempi di farmaci: sulfonamidi, penicillina, fenitoina.

Tipo IV (reazioni ritardate o ipersensibilità cellulo-mediata) :
- Meccanismo: mediato dai linfociti T, che vengono attivati dal farmaco o dai suoi metaboliti.
- Manifestazioni: dermatite da contatto, eruzione maculopapulare, febbre da farmaci.

- Esempi di farmaci: anticonvulsivanti, sulfonamidi, allopurinolo.

2. Altre reazioni ai farmaci non immunologiche:

- **Intolleranza ai farmaci**: simile a una reazione allergica, ma senza un meccanismo immunologico. Ad esempio, le vampate di calore causate dalla niacina.
- **Tossicità**: effetti collaterali prevedibili e dipendenti dalla dose, come la tossicità renale degli aminoglicosidi.
- **Effetti idiosincratici**: effetti rari e imprevedibili che non dipendono dalla dose. Ad esempio, l'anemia aplastica indotta dal cloramfenicolo.
- **Interazioni farmacologiche**: quando due o più farmaci assunti insieme provocano un effetto che non si verifica quando vengono assunti separatamente.

3. Diagnosi e gestione:

- Un'anamnesi medica dettagliata, che comprenda quando è stato assunto il farmaco, i sintomi e la loro evoluzione.
- I test cutanei possono essere utili per alcune reazioni allergiche ai farmaci.
- La gestione immediata può comprendere l'interruzione del farmaco in questione, il trattamento sintomatico (ad esempio, antistaminici per l'orticaria) e, nei casi gravi, l'intervento medico di emergenza (ad esempio, la somministrazione di epinefrina per l'anafilassi).

È fondamentale che gli operatori sanitari riconoscano le reazioni ai farmaci, le distinguano da altre condizioni e forniscano una gestione adeguata per evitare complicazioni potenzialmente fatali.

Protocolli di desensibilizzazione

La desensibilizzazione, nota anche come immunoterapia con induzione di tolleranza, è un processo mediante il quale un paziente viene esposto gradualmente a un agente allergenico o medicinale, al fine di aumentare la soglia di tolleranza a quell'agente. Questo processo è comunemente usato per le allergie ai farmaci, in particolare quando c'è una necessità assoluta di un farmaco per il quale non esiste un'alternativa adeguata.

Indicazioni per la desensibilizzazione:
- Allergia a un farmaco essenziale per il quale non esiste un'alternativa terapeutica equivalente.
- Allergie ai veleni di imenotteri per prevenire future reazioni anafilattiche.
- Alcune allergie alimentari, anche se questa indicazione è ancora in fase di studio.

Protocollo di desensibilizzazione generale:
- **Valutazione iniziale:** prima di iniziare la desensibilizzazione, è necessaria una valutazione completa della reazione allergica. Questo include un'anamnesi dettagliata della reazione e, se possibile, dei test cutanei.
- **Ambiente controllato:** la desensibilizzazione deve sempre essere effettuata in un ambiente medico, dove sono immediatamente disponibili le attrezzature e i farmaci necessari per gestire una reazione anafilattica.
- **Somministrazione progressiva:** il farmaco o l'allergene viene somministrato a partire da una dose molto bassa, che viene gradualmente aumentata secondo un protocollo predefinito. Questo può avvenire nell'arco di diverse ore o giorni.
- **Monitoraggio continuo:** il paziente viene monitorato continuamente durante il processo per rilevare eventuali reazioni avverse.

- **Dose di mantenimento:** una volta raggiunta la dose terapeutica senza reazioni, il farmaco può essere somministrato secondo il normale programma di trattamento.

Alcuni esempi di protocolli specifici:

- **Desensibilizzazione agli antibiotici (ad esempio, la penicillina):** Il protocollo inizia con una dose molto bassa, solitamente diluita, del farmaco, che viene raddoppiata ogni 15-30 minuti fino a raggiungere la dose terapeutica.
- **Desensibilizzazione al veleno di imenotteri:** questa procedura viene generalmente eseguita in un periodo più lungo, iniziando con un'iniezione di veleno molto diluito, con aumenti graduali a intervalli definiti, fino a raggiungere la dose di mantenimento.
- **Desensibilizzazione all'aspirina:** questo protocollo è spesso utilizzato nei pazienti con poliposi nasale e asma esacerbata da aspirina. Si inizia con una dose molto bassa di aspirina, che viene gradualmente aumentata fino alla dose desiderata.

Rischi associati alla desensibilizzazione:
Nonostante tutte le precauzioni, esiste sempre un rischio di reazione allergica durante la desensibilizzazione. Tuttavia, con un attento monitoraggio, queste reazioni sono generalmente meno gravi che se il farmaco fosse somministrato nella dose normale senza desensibilizzazione.

La desensibilizzazione è una tecnica potente che consente ai soggetti allergici di essere trattati con farmaci o allergeni essenziali. Deve sempre essere eseguita sotto la supervisione di un allergologo o di un professionista sanitario qualificato.

Suggerimenti per evitare interazioni e mostre

Evitare le interazioni e l'esposizione ad allergeni o farmaci potenzialmente dannosi è essenziale per prevenire reazioni avverse. Ecco alcuni consigli generali, seguiti da raccomandazioni specifiche a seconda del tipo di allergene o farmaco:

Consiglio generale:
- **Conoscenza degli allergeni/medicinali:** sia consapevole delle sostanze a cui è allergico o intollerante.
- **Leggere le etichette:** che si tratti di alimenti, farmaci o cosmetici, legga sempre attentamente le etichette per individuare la presenza di un potenziale allergene.
- **Educare le persone intorno a lei: si** assicuri che la sua famiglia, i suoi amici e i suoi colleghi siano a conoscenza delle sue allergie, per evitare un'esposizione accidentale.
- **Indossi un braccialetto medico:** un braccialetto o una tessera medica possono informare rapidamente gli operatori sanitari in caso di emergenza.
- **Avere un piano d'azione:** avere un piano in caso di esposizione accidentale e tenere sempre a portata di mano i farmaci necessari (ad esempio, un autoiniettore di epinefrina per le allergie gravi).

Un consiglio specifico:
- Allergie alimentari:
  - Eviti i ristoranti dove è probabile una contaminazione incrociata.
  - Quando mangia fuori, informi sempre il personale delle sue allergie.
  - Imparare a cucinare a casa e a preparare pasti senza allergeni.

- Allergie ai farmaci:
  - Informi tutti i suoi operatori sanitari delle sue allergie.
  - Quando prescrive un nuovo farmaco, verifichi con il farmacista l'eventuale interazione o somiglianza con un farmaco allergenico.
  - Tenga un elenco aggiornato di tutti i suoi farmaci e delle sue allergie, in modo da poterlo condividere in caso di necessità.
- Allergie alle punture di insetti:
  - All'aperto, indossi abiti a maniche lunghe e scarpe chiuse.
  - Eviti i profumi o le lozioni profumate che attirano gli insetti.
  - Rimanga vigile in prossimità dei nidi o delle aree in cui gli insetti sono comuni.
- Allergie al polline e ad altri allergeni esterni:
  - Rimanga in casa nei giorni in cui il numero di pollini è elevato o durante i picchi di allergeni.
  - Utilizzi i filtri dell'aria nella sua casa.
  - Faccia una doccia dopo essere stato all'aperto per eliminare gli allergeni dalla pelle e dai capelli.
- Allergie domestiche (acari della polvere, muffe, animali domestici):
  - Utilizzi coperture antiacaro per la sua biancheria da letto.
  - Mantenga bassi i livelli di umidità nella sua casa.
  - Passi regolarmente l'aspirapolvere con un filtro HEPA e pulisca frequentemente la sua casa.
  - Eviti i tappeti, preferisca i pavimenti duri.
- Reazioni ai farmaci:
  - Sia consapevole dei farmaci e degli integratori che sta assumendo e delle loro potenziali interazioni.

- Consulti sempre un professionista sanitario prima di aggiungere un nuovo farmaco o integratore.

Seguendo questi consigli e rimanendo informato e vigile, può ridurre notevolmente il rischio di esposizione e interazioni indesiderate.

Il ruolo dell'infermiera nel monitoraggio e l'educazione del paziente

Gli infermieri svolgono un ruolo cruciale nell'assistenza ai pazienti. Il loro ruolo va ben oltre l'assistenza clinica diretta, comprendendo l'educazione, la consulenza, il monitoraggio e il coordinamento delle cure. Quando si tratta di allergologia e immunologia, ecco come si manifestano queste funzioni:

1. Valutazione e monitoraggio:
   - **Valutazione iniziale:** l'infermiera valuta l'anamnesi del paziente, identifica i segni e i sintomi di allergie o immunodeficienze e raccoglie informazioni su potenziali fattori scatenanti o esposizioni recenti.
   - **Monitoraggio continuo:** l'infermiera monitora regolarmente le condizioni del paziente, in particolare i segni vitali, la comparsa di nuovi sintomi o il peggioramento di quelli esistenti.
   - **Test diagnostici:** l'infermiera può essere coinvolta nell'esecuzione o nell'interpretazione di test cutanei o altri test diagnostici.
2. Educazione del paziente:
   - **Informazioni sulla malattia:** spiegare la natura dell'allergia o dell'immunodeficienza, le sue cause, i sintomi e il decorso.
   - **Gestire i farmaci:** informare i pazienti sui farmaci prescritti, sulla loro modalità d'azione, sul dosaggio,

sui potenziali effetti collaterali e sulle interazioni farmacologiche.

- **Evitare i fattori scatenanti:** consigliare ai pazienti come evitare gli allergeni o i fattori scatenanti, sia nel cibo che nell'ambiente o nei farmaci.
- **Piano d'azione di emergenza:** sviluppare e insegnare un piano d'azione per le reazioni allergiche gravi, compreso l'uso di un autoiniettore di epinefrina.
- **Autocura:** incoraggiare e insegnare ai pazienti come gestire i sintomi a casa, ad esempio attraverso tecniche di desensibilizzazione o di igiene.

3. Coordinamento delle cure:

- **Collegamento con altri professionisti sanitari:** l'infermiera lavora a stretto contatto con medici, farmacisti, dietisti, terapisti respiratori e altri professionisti sanitari per garantire un'assistenza completa.
- **Pianificazione della dimissione:** l'infermiera svolge un ruolo essenziale nella pianificazione della dimissione, assicurandosi che il paziente abbia tutti i farmaci, le attrezzature e le istruzioni necessarie.

4. Supporto emotivo:

- **Ascolto e sostegno:** offrire un ascolto e un sostegno emotivo ai pazienti e alle loro famiglie di fronte alle sfide poste dalle allergie o dalle immunodeficienze.
- **Rinvio:** se necessario, indirizzare il paziente ai servizi di supporto psicologico o ai gruppi di sostegno.

La formazione e l'esperienza dell'infermiera di allergologia e immunologia la rendono una risorsa preziosa per i pazienti e le loro famiglie. Non solo fornisce un'assistenza di qualità, ma anche un'educazione e un supporto per aiutare i pazienti a gestire efficacemente la loro malattia nel quotidiano.

Capitolo 30

VACCINAZIONI E IMMUNOLOGIA

Benefici e rischi dei vaccini per chi soffre di allergie

I vaccini sono strumenti essenziali per prevenire le malattie infettive. Tuttavia, come per qualsiasi trattamento medico, ci sono benefici e rischi associati alla loro somministrazione, in particolare nei soggetti allergici. Ecco una panoramica dei benefici e dei rischi della vaccinazione per questa popolazione:

Vantaggi :
- **Protezione contro le malattie**: i vaccini offrono protezione contro malattie potenzialmente gravi e talvolta fatali.
- **Riduzione della trasmissione**: proteggendo gli individui da alcune infezioni, i vaccini riducono anche il rischio di trasmissione nella popolazione, proteggendo indirettamente coloro che non sono vaccinati.
- **Prevenire le complicazioni**: le persone con allergie possono essere più suscettibili a certe complicazioni delle malattie infettive. La vaccinazione può ridurre questo rischio.
- **Riduzione dell'uso di antibiotici**: prevenendo alcune infezioni batteriche, i vaccini possono ridurre la necessità di utilizzare gli antibiotici, contribuendo così a combattere la resistenza agli antibiotici.

Rischi :
- **Reazioni allergiche ai componenti del vaccino**: alcuni individui possono essere allergici ai componenti presenti nei vaccini, come la gelatina o i conservanti. Queste reazioni allergiche sono rare, ma possono essere gravi.
- **Anafilassi**: sebbene molto rara, una reazione anafilattica è una complicazione grave che può verificarsi dopo la vaccinazione. Ecco perché è essenziale che la vaccinazione venga effettuata in un

ambiente in cui l'anafilassi possa essere trattata rapidamente.

- **Reazioni locali**: dolore, gonfiore o arrossamento nel sito di iniezione sono comuni, ma di solito sono lievi e temporanei.
- **Preoccupazioni specifiche**: le persone con una storia di allergie gravi, in particolare a un componente di un vaccino, dovrebbero discutere i rischi e i benefici della vaccinazione con il proprio allergologo.

Raccomandazioni:

- **Consultazione preventiva**: le persone con una storia di allergie gravi o di reazioni allergiche a un vaccino precedente devono consultare un allergologo prima della vaccinazione.
- **Monitoraggio post-vaccinazione**: è consigliabile rimanere sotto sorveglianza per 15-30 minuti dopo la vaccinazione, in particolare se il soggetto ha una storia di allergie gravi, al fine di individuare e trattare rapidamente qualsiasi reazione allergica.
- **Informazioni**: I pazienti devono essere informati dei segni e dei sintomi di una reazione allergica, in modo da poter richiedere l'aiuto di un medico, se necessario.
- **Alternative al vaccino**: in alcuni casi, se esiste un rischio di allergia a un componente specifico di un vaccino, può essere disponibile una versione alternativa del vaccino senza questo componente.

Sebbene i vaccini presentino dei rischi per le persone allergiche, questi rischi sono generalmente bassi, soprattutto se confrontati con i benefici significativi della vaccinazione. Una comunicazione aperta con gli operatori sanitari e una valutazione preventiva possono aiutare a minimizzare questi rischi.

Vaccinazioni per i pazienti immunocompromessi

La vaccinazione nei pazienti immunocompromessi è una questione importante, perché questi pazienti sono a maggior rischio di infezione a causa del loro sistema immunitario indebolito. Tuttavia, la scelta dei vaccini, la loro tempistica e la loro efficacia possono essere diverse per questa popolazione rispetto agli individui immunocompetenti. Ecco una panoramica sulla vaccinazione nei pazienti immunocompromessi:

Tipi di immunodepressione:
Esistono diversi tipi di immunodepressione, tra cui :
- Congenite o primarie (come le immunodeficienze primarie).
- Acquisita o secondaria (come l'HIV, i farmaci immunosoppressivi, la chemioterapia, ecc.)

Vaccini vivi attenuati:
- I vaccini vivi attenuati contengono virus o batteri vivi che sono stati modificati in modo da non causare malattie.
- In genere sono **controindicati** nei pazienti immunocompromessi a causa del rischio di infezione.
- Esempi: MMR (morbillo, parotite e rosolia), BCG, vaccino contro l'herpes zoster, vaccino antipolio orale, ecc.

Vaccini inattivati:
- Questi vaccini contengono virus o batteri che sono stati uccisi o frammenti di questi agenti patogeni.
- Sono **generalmente sicuri** per i pazienti immunocompromessi.
- Tuttavia, la loro efficacia può essere ridotta in questi pazienti.
- Esempi: vaccini contro l'influenza, la poliomielite inattivata, l'epatite B, ecc.

Raccomandazioni specifiche:

- **Prima dell'immunosoppressione programmata**: se possibile, vaccinare i pazienti prima dell'inizio dell'immunosoppressione programmata (ad esempio, prima del trapianto o della chemioterapia). In questo modo si ha una maggiore possibilità di ottenere una risposta immunitaria efficace.
- **Evitare i vaccini vivi**: Quando il paziente è già immunocompromesso, i vaccini vivi devono essere evitati, a meno che il beneficio non superi chiaramente il rischio.
- **Monitoraggio dei titoli anticorpali**: in alcuni casi, può essere utile controllare i titoli anticorpali dopo la vaccinazione per valutare la risposta immunitaria.
- **Vaccinazione dei contatti**: Vaccinare i familiari e altri contatti stretti per ridurre il rischio di esposizione al paziente immunocompromesso. In questo modo si crea uno 'scudo' intorno al paziente.

Altre considerazioni:

- **Malattie prevedibili**: in alcune situazioni, come ad esempio prima di una splenectomia, si raccomanda la vaccinazione contro infezioni specifiche (come lo pneumococco).
- **Consultazione di uno specialista**: è fondamentale consultare uno specialista in immunologia o malattie infettive per ricevere raccomandazioni specifiche sulla vaccinazione di pazienti immunocompromessi.

La vaccinazione dei pazienti immunocompromessi è essenziale per prevenire le infezioni. Tuttavia, il loro piano di vaccinazione deve essere attentamente progettato in base alla natura e al grado di immunosoppressione, ai rischi associati a vaccini specifici e al rischio di esposizione ai patogeni.

Gestione delle reazioni allergico ai vaccini

La gestione delle reazioni allergiche ai vaccini è essenziale per garantire la sicurezza del paziente e mantenere la fiducia del pubblico nei programmi di vaccinazione. Sebbene rare, le reazioni allergiche ai vaccini possono verificarsi e devono essere gestite in modo rapido ed efficace.

Riconoscimento delle reazioni allergiche:
- Reazioni immediate:
  - Orticaria o eruzione cutanea
  - Gonfiore del viso, delle labbra o della gola
  - Difficoltà di respirazione o respiro affannoso
  - Si sente poco bene o debole
  - Aumento della frequenza cardiaca
  - Abbassare la pressione sanguigna
- Reazioni ritardate:
  - Esantema, febbre o dolori articolari che si manifestano alcuni giorni dopo la vaccinazione.

Prevenzione delle reazioni allergiche:
- Anamnesi medica dettagliata:
  - Prima della vaccinazione, chiedere al paziente qualsiasi storia di allergie, in particolare reazioni allergiche a vaccini precedenti o ai loro componenti.
- Conoscere i componenti del vaccino:
  - Alcuni pazienti possono essere allergici a componenti specifici dei vaccini, come la gelatina, gli antibiotici residui o i conservanti. Sapere quali sono questi componenti aiuta a scegliere il vaccino giusto.
- Monitoraggio dopo la vaccinazione:
  - È consuetudine monitorare i pazienti per 15 minuti dopo la vaccinazione. Le persone con una storia di reazioni allergiche gravi a un

vaccino o a uno dei suoi componenti devono essere monitorate per 30 minuti.

Gestire le reazioni allergiche:

- Interrompere la somministrazione del vaccino:
    - Se si verifica una reazione durante la somministrazione, interrompere immediatamente.
- Chiamare l'assistenza medica di emergenza:
    - Se i sintomi sono gravi, come l'anafilassi, chiami immediatamente i servizi di emergenza.
- Somministrazione di epinefrina (adrenalina):
    - Per le reazioni gravi, l'epinefrina è il trattamento di scelta. Deve essere somministrata per via intramuscolare nel muscolo anterolaterale della coscia.
- Sorveglianza:
    - Monitorare attentamente il paziente per rilevare eventuali segni di peggioramento o miglioramento.
- Altri trattamenti:
    - Gli antistaminici e i corticosteroidi possono essere utilizzati per gestire i sintomi meno gravi, ma non sostituiscono l'epinefrina per le reazioni gravi.
- Rapporto:
    - Documentare la reazione e informare il fornitore di cure primarie del paziente. Inoltre, segnalare la reazione attraverso i sistemi nazionali di monitoraggio delle reazioni avverse ai vaccini.
- Valutazione successiva:
    - I pazienti che hanno avuto una reazione allergica a un vaccino devono essere valutati da un allergologo per determinare la causa esatta e per decidere sulla sicurezza delle somministrazioni successive del vaccino o di vaccini simili.

La maggior parte delle reazioni allergiche ai vaccini sono lievi, ma una gestione rapida e appropriata è essenziale in caso di reazione grave. Una buona comunicazione con i pazienti sui rischi e i benefici e la preparazione alla gestione delle reazioni allergiche sono essenziali per garantire la sicurezza del paziente e mantenere la fiducia nei programmi di vaccinazione.

Il ruolo dell'infermiera nell'educazione e promuovere la vaccinazione

Gli infermieri svolgono un ruolo essenziale nell'educazione e nella promozione della vaccinazione. Le loro azioni sono fondamentali per assicurare una copertura vaccinale ottimale, prevenire le malattie infettive e garantire la salute pubblica. Ecco le principali responsabilità e azioni dell'infermiera in questo settore:

- Educazione del paziente e del pubblico:
    - Fornire informazioni sull'importanza della vaccinazione, sulle malattie che possono essere prevenute e sui benefici e i potenziali rischi connessi.
    - Sfatare i miti e le idee sbagliate sui vaccini, spesso diffusi dai social media o da voci di corridoio.
    - Rassicurare i genitori esitanti rispondendo alle loro preoccupazioni e fornendo informazioni basate su prove.
- Valutazione della salute e dell'anamnesi vaccinale:
    - Esamina le cartelle cliniche per determinare quali vaccinazioni sono necessarie in base all'età, allo stato di salute e alle raccomandazioni locali/nazionali.
    - Identificare le potenziali controindicazioni alla vaccinazione.

- Somministrazione di vaccini :
  - Assicurare tecniche di somministrazione corrette e sicure.
  - Monitorare i pazienti dopo la vaccinazione per rilevare eventuali reazioni avverse.
- Documentazione:
  - Mantenere aggiornati i registri delle vaccinazioni dei pazienti.
  - Documenta qualsiasi reazione avversa e segnala gli eventi avversi gravi alle autorità sanitarie competenti.
- Sensibilizzazione della comunità:
  - Partecipare alle campagne di vaccinazione nella comunità, in particolare nelle scuole, nei centri sanitari comunitari e in occasione di eventi speciali.
  - Collaborare con altri professionisti della salute per rafforzare i messaggi sull'importanza della vaccinazione.
- Aggiornamento continuo :
  - Si tenga aggiornato sulle ultime raccomandazioni vaccinali, sulle nuove ricerche e sulle migliori pratiche di vaccinazione.
  - Partecipare alla formazione continua per garantire una pratica basata sulle evidenze.
- Gestire le esitazioni sul vaccino :
  - Identificare i pazienti o le famiglie esitanti e avviare un dialogo aperto e non conflittuale per capire le loro preoccupazioni.
  - Fornire informazioni chiare, accurate e basate su prove per aiutare a prendere una decisione.
- Avvocatura :
  - Collaborare con i responsabili delle decisioni, gli enti di sanità pubblica e altri professionisti della salute per promuovere le politiche di vaccinazione.

307

- Impegnarsi in iniziative di advocacy per rafforzare l'importanza della vaccinazione e affrontare gli ostacoli alla copertura vaccinale.
- Gestione delle emergenze :
  - Nel contesto di focolai epidemici, l'infermiera può svolgere un ruolo chiave nella rapida attuazione di campagne di vaccinazione per controllare la diffusione della malattia.

Gli infermieri sono fondamentali per la promozione della vaccinazione, svolgendo ruoli educativi, clinici, amministrativi e di difesa. La loro capacità di educare, rassicurare e curare i pazienti li rende essenziali per garantire la salute pubblica attraverso la vaccinazione.

Capitolo 31

ASPETTI AMBIENTALI INTERNI

Allergeni comuni dell'ambiente interno: acari della polvere, muffa, peli di animali

Gli allergeni presenti nell'ambiente interno possono causare una serie di sintomi nelle persone sensibili, da una lieve irritazione a reazioni allergiche gravi. Ecco una descrizione dettagliata degli allergeni interni più comuni:

- Acari :
    - **Descrizione**: Si tratta di minuscoli aracnidi che vivono nella polvere di casa. Si nutrono principalmente di cellule morte della pelle umana.
    - **Fonti principali**: materassi, cuscini, piumoni, tappeti, tende, peluche e altri tessuti.
    - **Sintomi comuni**: Starnuti, congestione nasale, prurito agli occhi, asma, eruzioni cutanee.
    - **Prevenzione**: utilizzare coperture anti acaro per materassi e cuscini, lavare regolarmente la biancheria da letto ad alta temperatura, mantenere bassi i livelli di umidità, passare frequentemente l'aspirapolvere con un filtro HEPA.
- Stampo :
    - **Descrizione**: le muffe sono funghi microscopici che crescono in condizioni di elevata umidità.
    - **Fonti principali**: bagni, cantine, cucine, vasi di piante, frigoriferi, finestre e aree in cui ristagna l'acqua.
    - **Sintomi comuni**: Starnuti, congestione nasale, tosse, asma, irritazione degli occhi, eruzioni cutanee.
    - **Prevenzione**: mantenere una buona ventilazione, utilizzare un deumidificatore se necessario, pulire regolarmente le aree umide

con un prodotto antimicotico, eliminare le perdite d'acqua.

- Peli di animali :
  - **Descrizione: non si tratta** solo di peli, ma anche di squame (pelle morta), saliva, urina e secrezioni delle ghiandole sebacee degli animali.
  - **Fonti principali:** animali domestici come gatti, cani, uccelli e roditori.
  - **Sintomi comuni:** Starnuti, congestione nasale, asma, prurito agli occhi, eruzioni cutanee.
  - **Prevenzione:** se possibile, eviti di avere animali domestici se è allergico. Altrimenti, faccia regolarmente il bagno al suo animale, passi frequentemente l'aspirapolvere, tenga gli animali fuori dalle camere da letto, utilizzi dei purificatori d'aria e lavi regolarmente la biancheria e i giocattoli del suo animale.

È essenziale riconoscere queste fonti di allergeni nell'ambiente interno e adottare misure per ridurle. Per le persone sensibili, una riduzione significativa dell'esposizione può portare a un miglioramento dei sintomi e a una migliore qualità di vita.

Suggerimenti per ridurre l'esposizione agli allergeni domestici

Ridurre l'esposizione agli allergeni domestici può aiutare a prevenire o ad alleviare i sintomi allergici. Ecco alcuni consigli per ridurre al minimo l'esposizione a questi allergeni in casa sua:

- Acari :
  - Utilizzi coperture antiacaro per materassi, cuscini e piumoni.

311

- Lavi regolarmente la biancheria da letto ad alta temperatura (almeno 60°C).
- Aspiri frequentemente con un aspirapolvere dotato di filtro HEPA (High Efficiency Particulate Air).
- Eviti tappeti o moquette nelle camere da letto.
- Mantenga bassi i livelli di umidità, idealmente tra il 30% e il 50%.
- Arieggi regolarmente le stanze.
- Stampo :
  - Assicuri una buona ventilazione nei locali umidi come bagni e cucine.
  - Utilizzi un deumidificatore nelle aree umide.
  - Pulisca regolarmente le superfici con prodotti antimicotici.
  - Elimini rapidamente tutte le fonti di perdite d'acqua.
  - Eviti di innaffiare eccessivamente le piante d'appartamento.
- Peli e forfora di animali :
  - Se possibile, scelga animali che hanno la reputazione di produrre meno allergeni (anche se nessun animale è completamente ipoallergenico).
  - Limiti l'accesso dei suoi animali domestici a determinate aree, soprattutto alle camere da letto.
  - Faccia il bagno e spazzoli regolarmente i suoi animali domestici.
  - Passi regolarmente l'aspirapolvere e pulisca le superfici dove il suo animale trascorre la maggior parte del tempo.
  - Utilizzi i depuratori d'aria per ridurre gli allergeni presenti nell'aria.
- Vari allergeni :
  - Eviti di fumare in ambienti chiusi.
  - Scelga tende e tendine facili da lavare e le lavi regolarmente.

- Eviti i mobili imbottiti o scelga rivestimenti anallergici.
- Arieggi regolarmente la casa per rinnovare l'aria.
- Utilizzi i depuratori d'aria per filtrare gli allergeni.
- Scarafaggio e altri insetti:
    - Conservi gli alimenti in contenitori ermetici.
    - Rimuova rapidamente gli avanzi e le briciole.
    - Se necessario, utilizzi insetticidi o trappole per scarafaggi.
    - Ripari eventuali perdite, poiché gli scarafaggi sono attratti dall'acqua.
- Polline :
    - Tenga le finestre chiuse durante la stagione dei pollini.
    - Utilizzi l'aria condizionata con un filtro pulito.
    - Si faccia una doccia e si cambi i vestiti dopo aver trascorso del tempo all'aperto durante i picchi di polline.

Seguendo questi consigli e adattando il suo ambiente, può ridurre notevolmente la sua esposizione agli allergeni domestici e migliorare la sua qualità di vita.

L'importanza di un'aria interna sana: umidità, ventilazione, depuratori

La qualità dell'aria interna è fondamentale per la nostra salute e il nostro benessere, poiché trascorriamo gran parte del nostro tempo in ambienti chiusi. I problemi di qualità dell'aria interna possono avere un impatto diretto sulla salute, in particolare esacerbando le allergie e i problemi respiratori. Ecco perché è importante mantenere un'aria interna sana e come fattori come l'umidità, la ventilazione e i depuratori d'aria possono aiutarla:

- Umidità :
  - **Ruolo**: un'umidità correttamente regolata aiuta a prevenire la proliferazione di acari della polvere, muffe e alcuni batteri.
  - **Rischi di un'umidità eccessiva**: alti livelli di umidità favoriscono la crescita di muffa e acari della polvere, che sono potenzialmente allergenici.
  - **Rischi della bassa umidità**: l'aria troppo secca può irritare le vie respiratorie, causare secchezza della pelle e aumentare la vulnerabilità alle infezioni virali.
  - **Raccomandazione**: è consigliabile mantenere l'umidità relativa tra il 30% e il 50%.
- Ventilazione :
  - **Ruolo**: una ventilazione efficace rinnova l'aria interna, eliminando gli inquinanti e riducendo i livelli di allergeni.
  - **Rischi di una ventilazione inadeguata**: Questo può portare ad un accumulo di sostanze inquinanti, come monossido di carbonio, radon, composti organici volatili (VOC), tabacco e altri allergeni.
  - **Raccomandazione**: si assicuri di avere una ventilazione adeguata, soprattutto nelle aree ad alta umidità come i bagni e le cucine. Si raccomanda anche l'uso della VMC (Ventilation Mécanique Contrôlée).
- Purificatori d'aria :
  - **Ruolo**: filtrano l'aria per rimuovere particelle, allergeni e talvolta anche gas. Possono essere particolarmente utili nelle aree ad alto inquinamento o per le persone che soffrono di allergie o asma.
  - **Effetto**: I depuratori dotati di filtri HEPA (High Efficiency Particulate Air) sono efficaci nel rimuovere molte particelle, compresi alcuni

allergeni come peli di animali domestici, pollini e acari della polvere.

- **Raccomandazione**: se sta pensando di utilizzare un purificatore d'aria, cerchi un modello adatto alle dimensioni della sua stanza e tenga conto del tipo e della qualità del filtro.

Altre considerazioni :

- Si preoccupi di ridurre la fonte di inquinanti: eviti di fumare in casa, utilizzi prodotti per la casa ecologici, eviti i materiali da costruzione e decorazione che emettono VOC, ecc.
- Le piante da interno possono anche contribuire a migliorare la qualità dell'aria, anche se la loro efficacia è oggetto di dibattito.

Il mantenimento di un'aria interna sana è fondamentale per una buona salute. L'attenzione all'umidità, alla ventilazione e, dove necessario, alla purificazione dell'aria, può migliorare significativamente il benessere degli occupanti di una casa o di un luogo di lavoro.

Le sfide ambienti professionali

Gli ambienti professionali presentano sfide specifiche per l'allergia e l'immunologia. Che si tratti di un ufficio, di un cantiere, di una fabbrica o di un ospedale, ogni luogo di lavoro ha i suoi rischi. Ecco alcune delle principali sfide legate all'allergologia e all'immunologia sul posto di lavoro:

- **Esposizione ad allergeni specifici**: alcuni lavori espongono i lavoratori ad allergeni specifici. Per esempio:
  - I panettieri possono essere esposti alla farina.
  - I parrucchieri possono entrare in contatto con le sostanze chimiche contenute nelle tinture per capelli.

- Gli operatori sanitari possono essere esposti al lattice.
- **Malattie professionali**: l'esposizione continua a determinati prodotti o sostanze può portare a malattie professionali. Ad esempio, l'amianto può causare malattie polmonari nei lavoratori edili.
- **Qualità dell'aria interna**: negli edifici poco ventilati o che contengono materiali da costruzione che emettono composti organici volatili (VOC), la qualità dell'aria può essere compromessa, aumentando il rischio di allergie e problemi respiratori.
- **Stress e sistema immunitario**: lo stress sul lavoro può influenzare il sistema immunitario, rendendo gli individui più vulnerabili alle infezioni.
- **Ambienti confinati**: in luoghi come le miniere o i sottomarini, l'esposizione ad allergeni o agenti infettivi in uno spazio confinato può avere gravi conseguenze per la salute.
- **Esposizione ad agenti infettivi**: gli operatori sanitari e quelli che lavorano nei laboratori di ricerca possono essere esposti ad agenti infettivi, richiedendo protocolli di prevenzione rigorosi.
- **Sfide di prevenzione**: l'identificazione e la riduzione dei rischi professionali richiede valutazioni regolari del luogo di lavoro, una formazione continua dei dipendenti e l'applicazione di misure di sicurezza.
- **Riconoscimento e risarcimento**: quando un lavoratore sviluppa una malattia o un'allergia legata al lavoro, riconoscerla come malattia professionale e stabilire un risarcimento può essere un processo complesso.

Per gestire queste sfide :
- **Formazione e istruzione**: i datori di lavoro devono fornire una formazione regolare sui rischi potenziali e su come evitarli.

- **Valutazioni regolari**: i luoghi di lavoro devono essere valutati regolarmente per identificare i rischi potenziali.
- **Dispositivi di protezione personale**: fornire e richiedere l'uso di dispositivi di protezione adeguati, come maschere, guanti e indumenti protettivi.

La prevenzione e la gestione delle allergie e dei problemi immunologici sul posto di lavoro richiede la collaborazione tra datori di lavoro, dipendenti, professionisti della salute ed esperti di medicina del lavoro.

Capitolo 32

ASPETTI EPIDEMIOLOGICI

Tendenze e Statistiche globali sulle allergie

Le allergie sono tra le malattie croniche più comuni a livello mondiale. Negli ultimi decenni, si è registrato un aumento significativo della prevalenza di diverse forme di allergia in molte parti del mondo. Ecco una panoramica delle tendenze e delle statistiche globali sulle allergie:

- **Aumento della prevalenza**: numerosi studi hanno dimostrato un aumento della prevalenza delle allergie, soprattutto nei Paesi industrializzati. Le malattie allergiche come asma, rinite allergica, dermatite atopica e allergie alimentari sono aumentate di frequenza.
- Allergie alimentari :
    - Le allergie alimentari, soprattutto nei bambini, sono in aumento. Gli allergeni alimentari più comuni includono arachidi, latte, uova, soia, grano, noci, pesce e crostacei.
    - In alcuni Paesi, come gli Stati Uniti, fino all'8% dei bambini è affetto da una qualche forma di allergia alimentare.
- **Asma**: l'asma è una delle malattie croniche più comuni nei bambini e colpisce anche un gran numero di adulti. La sua prevalenza è aumentata negli ultimi 20-30 anni.
- Impatto dei cambiamenti ambientali :
    - L'aumento dei livelli di inquinamento e il cambiamento climatico sono stati associati a un aumento della prevalenza delle allergie respiratorie.
    - Il fenomeno dell'"effetto igiene", in cui si pensa che una minore esposizione alle infezioni durante l'infanzia porti a un aumento delle risposte allergiche, è stato anche suggerito come possibile motivo.

- Ripartizione geografica :
  - Sebbene le malattie allergiche siano comuni nei Paesi industrializzati, sono in aumento anche nei Paesi in via di sviluppo, che diventano sempre più urbanizzati.
  - Esistono variazioni regionali nella prevalenza di alcune allergie, probabilmente dovute a differenze ambientali, genetiche e di stile di vita.
- **Fattori di rischio**: oltre alla genetica, altri fattori di rischio sono le infezioni virali precoci, l'inquinamento, l'esposizione a determinati allergeni durante l'infanzia e le abitudini alimentari.
- **Costi economici**: le allergie comportano costi significativi per i sistemi sanitari a causa di ricoveri, farmaci e perdita di produttività. Possono anche comportare costi indiretti, come le giornate perse a scuola o al lavoro.
- **Sensibilizzazione ed educazione**: la sensibilizzazione sulle allergie e sulla loro gestione è essenziale. Molti Paesi hanno istituito programmi per educare il pubblico e gli operatori sanitari alla prevenzione e al trattamento delle allergie.

La salute pubblica è in crescita su scala globale. Una migliore comprensione delle cause sottostanti e una maggiore consapevolezza possono aiutare a sviluppare strategie di prevenzione e trattamento più efficaci.

Fattori di rischio e predisposizione

Le allergie sono il risultato di una reazione esagerata del sistema immunitario a sostanze che sono generalmente innocue per la maggior parte degli individui. Diversi fattori di rischio e predisposizioni possono aumentare la probabilità di sviluppare un'allergia. Ecco una panoramica dei principali fattori di rischio e predisposizioni associati alle allergie:

- Fattori genetici :
  - **Predisposizione familiare**: avere genitori o fratelli che soffrono di malattie allergiche come asma, rinite allergica o eczema aumenta il rischio di sviluppare un'allergia.
- Fattori ambientali :
  - **Esposizione precoce**: l'esposizione precoce a determinati allergeni durante l'infanzia può aumentare il rischio di sviluppare allergie. Tuttavia, ci sono anche prove che suggeriscono che l'esposizione regolare agli allergeni nella prima infanzia può avere un effetto protettivo.
  - **Inquinamento**: l'inquinamento dell'aria, in particolare quello interno causato da fattori come il fumo passivo, può aumentare il rischio di allergie respiratorie.
  - **Cambiamento climatico**: le variazioni dei livelli di pollini e di altri allergeni presenti nell'aria dovute al cambiamento climatico possono influire sulla sensibilità allergica.
  - **Esposizione professionale**: l'esposizione a determinati prodotti chimici o materiali sul posto di lavoro può provocare allergie professionali.
- Fattori di salute :
  - **Infezioni precoci**: alcune infezioni virali o batteriche nella prima infanzia possono aumentare il rischio di allergie. Per esempio, le infezioni respiratorie precoci possono essere associate a un aumento del rischio di asma.
  - **Modalità del parto**: è stato suggerito che il parto cesareo può essere associato a un rischio leggermente maggiore di allergie, forse

a causa di differenze nell'esposizione microbica al momento del parto.
- Altri fattori :
  - **Effetto igiene**: l'ipotesi dell'effetto igiene suggerisce che vivere in un ambiente eccessivamente pulito, con una minore esposizione ai microbi, può aumentare il rischio di allergie.
  - **Stile di vita**: anche una dieta squilibrata, l'obesità e la mancanza di attività fisica possono contribuire al rischio di allergie.
  - **Età**: sebbene le allergie possano svilupparsi a qualsiasi età, sono più comuni nei bambini. Tuttavia, alcuni tipi di allergie, in particolare quelle ai farmaci, sono più comuni negli adulti.

Va notato che le allergie sono spesso il risultato di una complessa combinazione di fattori genetici e ambientali. La comprensione di questi fattori di rischio e predisposizioni può aiutare a sviluppare strategie di prevenzione e a identificare le persone a rischio.

Comprendere l'aumento delle allergie nel tempo

L'aumento delle allergie negli ultimi decenni è un fenomeno complesso e multifattoriale. Diverse teorie e studi hanno cercato di spiegare questa tendenza crescente. Ecco alcune delle principali ragioni e teorie che potrebbero spiegare questo aumento:

- **L'ipotesi dell'igiene**: questa teoria suggerisce che vivere in ambienti più sterili e avere meno infezioni durante l'infanzia può rendere il sistema immunitario meno tollerante e più propenso a reagire a sostanze innocue. In altre parole, una minore esposizione agli agenti infettivi nella prima infanzia potrebbe predisporre a un maggior rischio di allergie.

- Cambiamento ambientale :
  - **Inquinamento**: l'esposizione agli inquinanti atmosferici, come le particelle sottili o i gas di scarico dei veicoli, può sensibilizzare le vie respiratorie e aumentare il rischio di allergie respiratorie.
  - **Cambiamento climatico**: l'aumento delle temperature e dei livelli di CO_2 può portare ad una maggiore produzione di polline da parte di alcune piante, prolungando la stagione pollinica.
- Fattori dietetici :
  - **Dieta occidentale**: una dieta ricca di grassi saturi e zuccheri e povera di fibre potrebbe avere un ruolo nell'aumento delle allergie.
  - **Introduzione tardiva di alimenti allergenici**: in passato, le raccomandazioni suggerivano spesso di ritardare l'introduzione di alimenti potenzialmente allergenici. Tuttavia, studi più recenti suggeriscono che l'introduzione precoce di questi alimenti può effettivamente ridurre il rischio di allergie.
- **Uso di antibiotici**: l'assunzione di antibiotici, soprattutto nei primi anni di vita, può alterare il microbiota intestinale, il che potrebbe aumentare il rischio di allergie.
- **Vita in casa**: trascorrere più tempo in casa, con una ventilazione ridotta e una maggiore esposizione agli allergeni interni, come gli acari della polvere, può aumentare il rischio di allergie.
- **Fattori genetici**: sebbene i geni non siano cambiati così rapidamente come l'incidenza delle allergie, è possibile che alcuni fattori genetici interagiscano con i fattori ambientali sopra menzionati per aumentare il rischio di allergie.

- **Urbanizzazione**: vivere in un ambiente urbano, con un'esposizione ridotta alla diversità microbica presente negli ambienti rurali, potrebbe aumentare il rischio di allergie.
- **Pressione sociale e diagnosi**: una maggiore consapevolezza delle allergie e un migliore accesso alle cure possono portare a diagnosi più frequenti.

È importante notare che l'aumento delle allergie è probabilmente dovuto a una combinazione di diversi di questi fattori. Inoltre, l'incidenza delle allergie può variare tra regioni e popolazioni. La ricerca continua a essere condotta per comprendere appieno le cause di questo aumento e per sviluppare strategie di prevenzione efficaci.

Importanza sorveglianza epidemiologica

La sorveglianza epidemiologica è un elemento cruciale della salute pubblica. Si riferisce alla raccolta, all'analisi, all'interpretazione e alla diffusione regolare di informazioni relative alla salute, con l'obiettivo di prevenire e controllare le malattie. Ecco perché è così importante:

- **Rilevazione precoce delle epidemie**: La sorveglianza consente di individuare precocemente nuove epidemie o la ricomparsa di malattie note. Questa individuazione precoce facilita un intervento rapido, limitando così la diffusione della malattia.
- **Comprendere le tendenze e i modelli**: tracciando l'evoluzione delle malattie nel tempo, la sorveglianza epidemiologica permette di identificare le tendenze, i gruppi a rischio, le aree geografiche interessate e le stagioni di predilezione per determinate malattie.
- **Valutazione degli interventi**: La sorveglianza fornisce i dati per valutare l'efficacia degli interventi, siano essi

campagne di vaccinazione, educazione sanitaria o qualsiasi altro programma.

- **Allocazione delle risorse**: grazie alla sorveglianza, i funzionari della sanità pubblica possono allocare le risorse dove sono più necessarie, in base alla prevalenza o all'incidenza della malattia.
- **Ricerca**: i dati epidemiologici alimentano la ricerca, aiutando a identificare le cause delle malattie, i fattori di rischio e le opportunità di intervento.
- **Preparazione e risposta alle emergenze**: in caso di epidemia o pandemia, è essenziale disporre di dati aggiornati e accurati, in modo da poter attuare le risposte appropriate.
- **Sviluppo di politiche sanitarie**: i responsabili delle decisioni si basano sui dati di sorveglianza per sviluppare, adattare o valutare le politiche e le strategie di salute pubblica.
- **Educazione pubblica**: i dati di sorveglianza possono essere utilizzati per educare il pubblico sui rischi per la salute, sulle modalità di trasmissione delle malattie e sulle misure preventive.
- **Collegamento internazionale**: in un mondo sempre più interconnesso, la sorveglianza epidemiologica consente di condividere le informazioni tra i Paesi, facilitando il coordinamento delle risposte alle minacce transfrontaliere.
- **Identificare nuove minacce**: oltre alle malattie conosciute, la sorveglianza epidemiologica può aiutare a rilevare l'emergere di nuove patologie o di nuovi ceppi di malattie esistenti.

Se condotta correttamente, la sorveglianza epidemiologica svolge un ruolo chiave nella protezione della salute delle popolazioni. Per raggiungere il suo pieno potenziale, richiede una raccolta dati rigorosa, un'analisi statistica, un'interpretazione oculata e una comunicazione efficace.

Capitolo 33

COLLABORAZIONE INTERPROFESSIONALE

Lavoro di squadra con medici, farmacisti e dietisti

Il lavoro di squadra multidisciplinare, in particolare nell'assistenza sanitaria, è fondamentale per fornire ai pazienti un'assistenza completa e coordinata. Ogni professionista apporta competenze specifiche e una visione particolare dell'assistenza. Ecco alcuni punti chiave sul lavoro di squadra con medici, farmacisti, dietisti e altri operatori sanitari:

- Competenze complementari :
    - **Medici**: diagnosticano, prescrivono il trattamento e coordinano l'assistenza.
    - **Farmacisti**: Forniscono consigli sui farmaci, sui loro effetti collaterali e sulle interazioni, e assicurano una corretta dispensazione.
    - **Dietisti**: Offrono consigli nutrizionali su misura per la patologia o la condizione del paziente.
    - **Infermiera**: è responsabile del monitoraggio quotidiano, della somministrazione del trattamento e dell'educazione terapeutica e spesso è il primo punto di contatto con i pazienti.
- **Comunicazione fluida**: una comunicazione aperta e rispettosa è essenziale per condividere informazioni, porre domande, chiarire dubbi e discutere i migliori piani di trattamento per il paziente.
- **Riunioni regolari**: queste riunioni vengono utilizzate per discutere casi complessi, regolare i trattamenti e garantire che ogni membro del team sia sulla stessa lunghezza d'onda.
- **Concentrarsi sul paziente**: L'obiettivo principale è sempre il benessere del paziente. Ogni professionista deve mettere da parte ego e differenze per concentrarsi su ciò che è meglio per il paziente.

- **Formazione continua**: una conoscenza medica in costante evoluzione significa che ogni membro del team deve tenersi aggiornato. Questo ci aiuta anche a comprendere meglio e a rispettare il ruolo di ciascun professionista.
- **Ruolo educativo**: oltre all'assistenza diretta, il team ha anche un ruolo educativo. Che si tratti di insegnare ai pazienti come gestire la loro malattia, di fornire informazioni sugli effetti collaterali dei farmaci o di dare consigli dietetici appropriati.
- **Coordinamento dell'assistenza**: garantire una transizione fluida tra i diversi livelli di assistenza (ospedalizzazione, assistenza domiciliare, consultazioni specialistiche) è fondamentale per la continuità dell'assistenza.
- **Rinvii**: a seconda delle esigenze del paziente, l'équipe può indirizzarlo ad altri specialisti o servizi (psicologia, fisioterapia, ecc.).
- **Documentazione e condivisione delle informazioni**: mantenere una documentazione aggiornata e accessibile a tutti i membri del team aiuta a garantire un'assistenza coerente.
- **Rispetto reciproco**: ogni membro del team deve valorizzare e rispettare le competenze e le opinioni degli altri, anche quando non sono d'accordo.

L'approccio multidisciplinare è oggi riconosciuto come uno dei modi più efficaci per garantire un'assistenza completa e personalizzata ai pazienti. Tuttavia, richiede un impegno alla collaborazione, alla comunicazione e alla formazione continua da parte di tutti i suoi membri.

L'importanza della comunicazione e coordinamento dell'assistenza

La comunicazione e il coordinamento delle cure sono fondamentali nel settore sanitario per garantire un'assistenza ottimale al paziente. Non solo migliorano i risultati clinici, ma rafforzano anche il rapporto paziente-operatore sanitario, ottimizzano le risorse e prevengono gli errori medici. Ecco perché questi due elementi sono di vitale importanza:

- Sicurezza del paziente :
    - Una comunicazione efficace riduce il rischio di errori medici, omissioni o duplicazioni di prescrizioni e trattamenti.
    - Assicura che tutti i professionisti coinvolti nella cura del paziente siano informati sulle procedure, le allergie, le controindicazioni e la storia medica.
- Continuità   dell'assistenza:
    - Il coordinamento assicura una transizione fluida tra i diversi livelli e attori del sistema assistenziale (ospedale, clinica, assistenza domiciliare, medico di famiglia, specialisti, ecc.)
    - Evita le interruzioni del trattamento e assicura che i pazienti ricevano un'assistenza coerente in ogni fase del loro percorso medico.

- Ottimizzazione delle risorse :
    - Evita test o procedure ridondanti, risparmiando tempo e denaro.
    - Assicura che le risorse mediche siano utilizzate in modo efficiente.

- Soddisfazione del paziente :
    - Una buona comunicazione e un buon coordinamento aumentano la fiducia dei pazienti nei confronti degli operatori sanitari.
    - Assicurano che il paziente sia ben informato, il che può ridurre l'ansia e incoraggiare l'adesione al trattamento.
- Decisione condivisa :
    - La comunicazione incoraggia il processo decisionale condiviso tra il paziente e gli operatori sanitari, consentendo di adattare l'assistenza alle esigenze e ai desideri del paziente.
- Gestione delle malattie croniche:
    - Il coordinamento è essenziale per i pazienti affetti da malattie croniche che richiedono l'intervento di più professionisti sanitari.
- Rafforzare il team medico :
    - Una comunicazione aperta e rispettosa tra i professionisti rafforza la coesione del team, permette di condividere le conoscenze e migliora l'assistenza.
- Gestione delle emergenze :
    - Nelle situazioni critiche, una comunicazione chiara e rapida è essenziale per poter agire in modo efficace e sicuro.
- Educazione e comprensione:
    - Una buona comunicazione fa sì che i pazienti comprendano la loro malattia, il loro trattamento e le misure che devono adottare per mantenere la loro salute.
- Rispetto e dignità:
    - Comunicando in modo empatico e coordinando l'assistenza, gli operatori sanitari mostrano rispetto per il paziente, rafforzando così la relazione terapeutica.

La comunicazione e il coordinamento delle cure sono le pietre miliari della moderna medicina centrata sul paziente. La loro attuazione richiede formazione, impegno e strumenti adeguati (come le cartelle cliniche elettroniche), ma i benefici per i pazienti e per il sistema sanitario in generale sono immensi.

Casi di studio: storie di successo collaborazione interprofessionale

La collaborazione interprofessionale nell'assistenza sanitaria è essenziale per una cura completa e ottimale del paziente. Ecco alcuni casi di studio che illustrano i notevoli successi ottenuti grazie a queste collaborazioni:

1. Gestione del dolore cronico :
Situazione: un paziente che soffre di dolore cronico legato all'osteoartrite era in cura dal suo medico di base. Nonostante i diversi farmaci, il dolore persisteva, incidendo sulla sua qualità di vita.
Intervento: un team composto da un reumatologo, un fisioterapista, uno psicologo e un farmacista ha lavorato insieme per fornire un'assistenza completa.
Risultato: grazie a un approccio combinato (adeguamento dei farmaci, fisioterapia e strategie di gestione dello stress), il dolore della paziente si è ridotto in modo significativo.

2. Gestione del diabete:
Situazione: una paziente diabetica aveva difficoltà a controllare i livelli di zucchero nel sangue, nonostante l'assunzione dei farmaci.
Intervento: Un'équipe composta da un endocrinologo, un dietologo, un'infermiera specializzata in diabete e un chiropodista ha esaminato il suo caso.
Risultato: la paziente ha beneficiato di una dieta adeguata, di un'educazione all'autocontrollo dei livelli di zucchero nel

sangue e di un trattamento per i suoi piedi (a rischio di ulcere). Il suo diabete è ora ben controllato.

3. Disturbi alimentari negli adolescenti :
Situazione: una ragazza adolescente soffriva di una grave anoressia nervosa.
Intervento: un'équipe composta da un pediatra, uno psichiatra, un nutrizionista e uno psicologo ha lavorato insieme per fornire un'assistenza completa.
Risultato: l'adolescente ha ricevuto un supporto medico, nutrizionale e psicologico e ha recuperato gradualmente il suo peso, trattando le cause sottostanti del suo disturbo.

4. Riabilitazione dell'ictus :
Situazione: un paziente ha subito un ictus con paralisi parziale del lato destro.
Intervento: Un'équipe composta da un neurologo, un fisioterapista, un terapista occupazionale e un logopedista si è occupata del paziente.
Risultato: dopo diversi mesi di riabilitazione integrata e interprofessionale, il paziente ha recuperato gran parte delle sue funzioni motorie e ha imparato di nuovo a parlare correttamente.

5. Gestione della demenza:
Situazione: a un paziente anziano è stata diagnosticata una demenza incipiente.
Intervento: un'équipe composta da un geriatra, un neurologo, un'infermiera specializzata in geriatria, uno psicologo e un assistente sociale ha elaborato un piano di assistenza.
Risultato: grazie a un monitoraggio medico appropriato, alla stimolazione cognitiva e al supporto sociale, la progressione della malattia è stata rallentata e la paziente ha potuto rimanere a casa più a lungo del previsto.
Questi casi di studio illustrano l'importanza della collaborazione interprofessionale. Quando ogni

professionista contribuisce con le proprie competenze specifiche, l'assistenza al paziente è più completa, più efficace e più adatta alle esigenze individuali.

Sfide e buone pratiche per l'assistenza integrata

L'assistenza integrata è un modello di cura che mira a fornire una risposta coordinata e completa alle esigenze di salute di una persona. Questo approccio richiede una stretta collaborazione tra diversi professionisti della sanità e altre parti interessate. Sebbene questo modello presenti molti vantaggi, come il miglioramento della qualità dell'assistenza e la riduzione dei costi, presenta anche delle sfide.

Le sfide dell'assistenza integrata:
- **Comunicazione interprofessionale**: una comunicazione chiara ed efficace tra i professionisti è essenziale, ma può essere complicata da barriere linguistiche, diversi livelli di formazione o diverse specializzazioni.
- **Integrazione tecnologica**: l'uso delle cartelle cliniche elettroniche e di altre tecnologie può variare da un professionista all'altro, rendendo difficile il coordinamento.
- **Formazione e istruzione**: non tutti i professionisti coinvolti possono avere la formazione necessaria per lavorare in un contesto integrato.
- **Resistenza al cambiamento**: alcuni professionisti possono essere riluttanti ad adottare un nuovo modello di assistenza per paura di perdere la propria autonomia professionale.
- **Problemi finanziari**: il finanziamento dell'assistenza integrata può essere complesso, soprattutto nei sistemi sanitari multi-pagatore.

Le migliori pratiche per un'assistenza integrata efficace:

- **Formazione interprofessionale**: formare i professionisti a lavorare come parte di un team, a comprendere i ruoli degli altri e a comunicare in modo efficace.

- **Strumenti tecnologici coerenti**: Adottare piattaforme tecnologiche comuni, come le cartelle cliniche elettroniche, che consentono una comunicazione trasparente e in tempo reale.

- **Protocolli di cura stabiliti**: stabilire protocolli chiari per la cura del paziente, assicurandosi che siano adattati alle esigenze specifiche di ogni paziente.

- **Centri di coordinamento**: creare centri o team specifici responsabili di coordinare l'assistenza, garantire la comunicazione tra i professionisti e monitorare i piani di assistenza.

- **Valutazione continua**: mettere in atto meccanismi di valutazione e feedback per valutare regolarmente l'efficacia dell'assistenza integrata e identificare le aree di miglioramento.

- **Coinvolgimento del paziente**: includere i pazienti e le loro famiglie nel processo decisionale e garantire che siano informati e istruiti sulla loro condizione e sul piano di cura.

- **Finanziamento adeguato**: collaborare con gli enti pagatori per stabilire modelli di finanziamento che sostengano e incoraggino l'assistenza integrata.

L'assistenza integrata, se implementata in modo efficace, ha il potenziale di migliorare la qualità dell'assistenza, aumentare la soddisfazione dei pazienti e degli operatori sanitari e ridurre i costi. Un approccio collaborativo, sostenuto da una formazione adeguata, da una tecnologia appropriata e da un finanziamento adeguato, è essenziale per superare le sfide e realizzare il pieno potenziale di questo modello.

Capitolo 34

SVILUPPI FUTURI IN ALLERGOLOGIA E IMMUNOLOGIA

Nuove ricerche e trattamenti

I campi dell'allergologia e dell'immunologia sono in costante evoluzione, con importanti progressi nella comprensione dei meccanismi sottostanti e nello sviluppo di trattamenti innovativi. Ecco una panoramica di alcune promettenti nuove ricerche e trattamenti:

- **Biologia con anticorpi monoclonali**: questi farmaci, progettati specificamente per colpire alcune proteine coinvolte nelle reazioni allergiche e immunitarie, offrono opzioni di trattamento per malattie come l'asma grave, la dermatite atopica e altre allergie gravi.
- **Terapia genica**: sono stati fatti progressi nel trattamento dei disturbi da immunodeficienza primaria grazie alla terapia genica. Queste tecniche mirano a correggere il difetto genetico che causa la malattia.
- **Microbioma e allergie**: La ricerca sta esplorando come gli squilibri dei batteri intestinali (il microbioma) possano influenzare lo sviluppo delle allergie. Si stanno studiando probiotici e altri interventi per ripristinare un microbioma sano per prevenire o trattare le allergie.
- **Desensibilizzazione rapida**: si stanno sviluppando protocolli accelerati per la desensibilizzazione ad allergeni come gli alimenti o i veleni di insetti. Queste tecniche permettono che la desensibilizzazione avvenga in poche ore anziché in diversi mesi.
- **Vaccini per le allergie**: Si stanno studiando vaccini per trattare o prevenire alcune allergie, in particolare quelle alimentari.
- **Trattamento delle allergie alimentari**: si stanno sperimentando nuovi trattamenti, come i cerotti immunoterapici e le terapie orali, per trattare le allergie alimentari come l'allergia alle arachidi.

- **Terapie con cellule staminali**: le cellule staminali possono avere il potenziale di rigenerare o riparare i tessuti danneggiati in alcune malattie immunologiche.
- **Approcci tecnologici**: l'adozione della telemedicina, delle applicazioni mobili e dei dispositivi di monitoraggio sta consentendo un migliore monitoraggio dei pazienti allergici e immunocompromessi.
- **Trattamento dell'orticaria cronica**: si stanno sviluppando nuovi target terapeutici e farmaci per trattare l'orticaria cronica, una condizione che può essere invalidante per alcuni pazienti.
- **Identificazione dei biomarcatori**: ricerca di biomarcatori per prevedere la gravità, la prognosi e la risposta al trattamento delle malattie allergiche e immunologiche.

Questi progressi sono il frutto della ricerca fondamentale, degli studi clinici e della collaborazione interdisciplinare. Mentre alcuni di questi trattamenti sono già disponibili, altri sono ancora in fase di studio. Tuttavia, questi progressi offrono la speranza di una migliore qualità di vita per i pazienti affetti da malattie allergiche e immunologiche.

Sviluppi nelle tecniche diagnostiche

Le tecniche diagnostiche in allergologia e immunologia si sono evolute notevolmente negli ultimi decenni. I miglioramenti di queste tecniche consentono un'identificazione più precisa degli allergeni responsabili dei sintomi e una migliore comprensione dei meccanismi immunologici sottostanti. Ecco una panoramica di questi sviluppi:

- Test cutanei :
  - **Prick Test**: sebbene la tecnica di base rimanga simile, la gamma di allergeni testati si è ampliata. Inoltre, i dispositivi migliorati consentono una maggiore standardizzazione dell'applicazione.
  - **Test intradermici**: si usano soprattutto per gli allergeni ai quali i prick test sono meno sensibili.
- Test delle IgE specifiche :
  - Inizialmente, i test si limitavano a misurare le IgE totali. Oggi si misurano gli anticorpi IgE specifici per i diversi allergeni, offrendo una maggiore precisione nell'identificazione dell'allergene responsabile.
  - **Tecnologia ImmunoCAP**: consente di determinare gli anticorpi IgE specifici per un'ampia gamma di allergeni.
- Test di provocazione :
  - Sebbene siano più vecchi, rimangono il punto di riferimento per la diagnosi di alcune allergie, in particolare quelle alimentari. Le tecniche e i protocolli sono stati perfezionati per ridurre i rischi.
- Cytophoniqutest (test di attivazione dei basofili) :
  - Misura la reazione dei basofili (un tipo di globuli bianchi) in presenza di un allergene. Questa tecnica è particolarmente utile nei casi in cui i test cutanei e le IgE specifiche sono inconcludenti.
- Patch test:
  - Viene utilizzato per identificare gli allergeni responsabili della dermatite da contatto. La gamma di sostanze testate si è ampliata con il riconoscimento di nuovi allergeni.
- Tecnologia microarray :
  - Questi chip possono rilevare migliaia di allergeni contemporaneamente da un singolo

campione, consentendo una valutazione dettagliata del profilo allergico del paziente.

- Tecniche di imaging :
  - Soprattutto nei casi di asma o di altre condizioni polmonari legate alle allergie. Gli sviluppi delle tecniche di imaging, come la tomografia computerizzata (TC) e la risonanza magnetica (RM), offrono immagini più precise dell'infiammazione e di altri cambiamenti nei polmoni.
- Valutazione della funzione immunitaria :
  - I test avanzati, come i saggi di sottopopolazione linfocitaria, le misurazioni della risposta linfoproliferativa e il rilevamento di proteine specifiche, consentono di diagnosticare e monitorare le immunodeficienze primarie e secondarie.

Con questi progressi, l'accuratezza e l'efficienza della diagnosi delle allergie e dei disturbi immunologici sono notevolmente migliorate, portando a piani di trattamento più appropriati e a una migliore qualità di vita per i pazienti.

Sfide future per gli infermieri

Il ruolo dell'infermiera di allergologia, come in altre aree dell'assistenza sanitaria, è in continua evoluzione. Diverse sfide attendono questi professionisti in futuro:

- Aumento della complessità dell'assistenza:
  - Con i progressi tecnologici e terapeutici, l'assistenza ai pazienti sta diventando sempre più complessa. Gli infermieri devono tenersi aggiornati sugli ultimi progressi per fornire un'assistenza ottimale.

- Integrazione della tecnologia :
  - La telemedicina, le cartelle cliniche elettroniche, i dispositivi di monitoraggio a distanza, ecc. richiedono tutti una formazione e un adattamento continui.
- Gestione dei pazienti multimorbidi:
  - Molti pazienti allergici presentano altre condizioni mediche. La gestione di queste co-morbilità richiede un approccio olistico e un'assistenza coordinata.
- Educazione del paziente :
  - Con l'aumento delle malattie allergiche, l'educazione dei pazienti e delle loro famiglie sta diventando fondamentale. Ciò include l'insegnamento della prevenzione, del riconoscimento dei sintomi e della gestione delle crisi.
- Gestione dello stress e del burnout :
  - L'ambiente sanitario è impegnativo e il rischio di burnout è elevato. Trovare strategie per gestire lo stress e mantenere l'equilibrio tra lavoro e vita privata è fondamentale.
- Modifiche al quadro normativo :
  - Le leggi e le normative possono cambiare, influenzando la pratica degli infermieri. Tenersi aggiornati e adattarsi a questi cambiamenti è una sfida costante.
- Collaborazione interprofessionale :
  - Lavorare in team con altri professionisti della salute (medici, farmacisti, dietisti, ecc.) richiede una comunicazione e un coordinamento efficaci.
- Diversità culturale :
  - Gli infermieri possono avere a che fare con pazienti provenienti da contesti culturali diversi e devono quindi essere formati alla competenza culturale per fornire un'assistenza rispettosa e appropriata.

- Resistenza antimicrobica:
    - Con la resistenza ai farmaci in aumento, in particolare nei pazienti immunocompromessi, gli infermieri devono essere vigili e ben informati sulle migliori pratiche.
- Sfide etiche:
    - Gli infermieri possono trovarsi di fronte a dilemmi etici, come il rifiuto di un trattamento, le decisioni di fine vita o le questioni genetiche.
- La necessità della ricerca infermiera:
    - Contribuire alla ricerca e all'evidenza scientifica nel campo dell'infermiera allergologica è essenziale per il progresso della professione.

Di fronte a queste sfide, la formazione continua, la ricerca, il supporto professionale e la collaborazione efficace sono essenziali per consentire agli infermieri di offrire la migliore assistenza possibile ai loro pazienti.

Capitolo 35

CONCLUSIONE
E
PROSPETTIVE

Il ruolo centrale dell'Infermiera in Allergologia e Immunologia

L'infermiera di allergologia e immunologia occupa una posizione unica ed essenziale all'interno del team medico. Spesso è il primo punto di contatto per i pazienti che manifestano sintomi di allergia o disturbi immunitari, fungendo da ponte tra loro e il complesso mondo della medicina specialistica. Il suo ruolo va ben oltre gli interventi clinici di base; è anche un'educatrice, una consulente, una ricercatrice e una sostenitrice del paziente.

Nel trambusto della consultazione medica, l'infermiera è la figura rassicurante che si prende il tempo per ascoltare e comprendere le preoccupazioni dei pazienti. Traduce il gergo medico in termini comprensibili, aiutando i pazienti a decodificare i loro sintomi, le diagnosi e le opzioni di trattamento. Questa comunicazione è essenziale affinché i pazienti si sentano coinvolti, ascoltati e compresi nella loro cura.

L'infermiera svolge anche un ruolo educativo fondamentale. Nel campo dell'allergologia, ad esempio, istruisce i pazienti su come evitare gli allergeni, insegna loro a riconoscere i segni di una reazione allergica grave e li guida all'uso corretto di trattamenti come l'autoiniettore di epinefrina. Per i pazienti con deficit immunitario, offre consigli su come ridurre il rischio di infezioni e garantire che la loro vita sia il più normale e soddisfacente possibile.
Gli infermieri sono anche all'avanguardia nella ricerca clinica. Spesso sono coinvolti nell'implementazione e nel monitoraggio di studi clinici, contribuendo al progresso di nuove terapie e strategie di trattamento. Questo ruolo di ricercatore rafforza l'importanza della formazione continua, in quanto gli infermieri devono tenersi aggiornati sulle ultime scoperte e innovazioni.

Infine, come avvocato, l'infermiera si batte per i diritti dei suoi pazienti, assicurandosi che ricevano un'assistenza adeguata, siano trattati con dignità e rispetto e abbiano accesso alle risorse necessarie. Sostiene una maggiore consapevolezza delle allergie e delle immunodeficienze, evidenziando la necessità di un migliore riconoscimento, di una diagnosi precoce e di un trattamento efficace.

In breve, l'infermiera di allergologia e immunologia non è semplicemente una persona che esegue gli ordini medici; è un pilastro centrale del team medico. Grazie alla sua versatilità, alla sua dedizione e alla sua vicinanza ai pazienti, fa in modo che questi ricevano un'assistenza olistica, informata e attenta.

L'importanza della formazione continua

La formazione continua è un elemento fondamentale nella carriera di qualsiasi professionista sanitario, e questo è particolarmente vero per gli infermieri. In un mondo in cui le conoscenze mediche
In un mondo in cui l'assistenza sanitaria si evolve a un ritmo frenetico e la tecnologia medica avanza costantemente, la necessità di tenersi aggiornati non è mai stata così cruciale.

In primo luogo, la formazione continua assicura che gli infermieri possano fornire la migliore assistenza possibile ai loro pazienti. Le terapie emergenti, le nuove tecniche diagnostiche e i progressi nella gestione dei pazienti cambiano costantemente il modo in cui viene fornita l'assistenza. Senza un aggiornamento regolare delle conoscenze, sarebbe facile per un professionista affidarsi a metodi obsoleti, che potrebbero non essere i più vantaggiosi per il paziente.

In secondo luogo, aiuta a rafforzare la fiducia professionale. Un'infermiera ben informata sulle pratiche più recenti ha maggiori probabilità di sentirsi competente nel suo ruolo. Questa fiducia si traduce non solo in una migliore assistenza al paziente, ma anche in una migliore interazione con gli altri membri del team di assistenza.

La formazione continua è essenziale anche per la progressione di carriera. In molti sistemi sanitari in tutto il mondo, la progressione nella gerarchia professionale o nella specializzazione spesso richiede qualifiche o certificazioni aggiuntive che possono essere ottenute solo attraverso la formazione continua. Inoltre, apre le porte a opportunità come l'insegnamento, la ricerca o i ruoli di consulenza.

Inoltre, in un mondo sempre più globalizzato, la formazione continua consente agli infermieri di comprendere le pratiche internazionali, le malattie emergenti e i protocolli globali. Questo può essere particolarmente importante per gli infermieri che lavorano in zone turistiche, città cosmopolite o che stanno pensando di lavorare all'estero.

Infine, al di là dei vantaggi pratici, c'è un beneficio intrinseco all'apprendimento stesso. La curiosità, il desiderio di saperne di più e di migliorare, sono caratteristiche insite in molti professionisti della sanità. La formazione continua alimenta questa sete di conoscenza, offrendo stimoli intellettuali e soddisfazione personale.

La formazione continua è più di un obbligo o di un compito. È un'opportunità per gli infermieri di accrescere le loro competenze, migliorare la loro pratica e assicurarsi di fornire sempre la migliore assistenza possibile ai loro pazienti. In un settore così vitale e dinamico come quello dell'assistenza sanitaria, la stagnazione non è un'opzione.

Incoraggiare la nuova generazione di Infermiere

In un mondo sempre più complesso e specializzato, il ruolo dell'infermiera è diventato essenziale per il buon funzionamento dei sistemi sanitari. Incoraggiare la prossima generazione di infermieri è quindi di fondamentale importanza. Ecco come possiamo ispirare e sostenere la prossima ondata di assistenti dedicati:

- **Promuovere la professione**: è fondamentale evidenziare i successi e i contributi significativi degli infermieri nel settore sanitario. La condivisione di storie e testimonianze ispirate può motivare i giovani a prendere in considerazione una carriera in Infermiera.
- **Mentore**: Gli infermieri esperti dovrebbero essere incoraggiati a diventare mentori delle nuove reclute, offrendo consigli, supporto e una prospettiva preziosa sulla professione.
- **Opportunità di apprendimento**: i programmi di formazione continua, i workshop e i seminari dovrebbero essere messi a disposizione dei giovani infermieri per aiutarli a sviluppare le loro competenze e a tenersi aggiornati sugli ultimi progressi medici.
- **Incoraggiare la diversità**: è fondamentale incoraggiare le persone con background diversi a entrare nella professione infermieristica, arricchendo così la diversità di esperienze e prospettive all'interno della professione.
- **Promuovere la ricerca infermieristica**: sostenere e promuovere la ricerca condotta dagli infermieri riconosce il loro ruolo cruciale non solo come fornitori di assistenza, ma anche come ricercatori.
- **Offrire opportunità di carriera diversificate**: è fondamentale mostrare ai giovani infermieri che esistono una moltitudine di percorsi di carriera

349

possibili, sia che si specializzino in aree specifiche, che lavorino all'estero o che si dedichino alla ricerca o all'insegnamento.

- **Garantire un ambiente di lavoro sano**: un ambiente di lavoro positivo, in cui si tenga conto del benessere e della salute mentale degli infermieri, attirerà più giovani verso la professione.
- **Impegno per l'istruzione**: le istituzioni educative devono continuare a innovare i loro programmi di formazione infermiera, assicurando che siano pertinenti, aggiornati e incentrati sul paziente.
- **Fare rete**: incoraggiare i giovani infermieri a iscriversi alle associazioni professionali, dove possono incontrare altri professionisti, scambiare esperienze e conoscenze e beneficiare di risorse preziose.
- **Riconoscimento e ricompense**: i programmi di riconoscimento e ricompensa possono motivare gli infermieri, mostrando che i loro sforzi e la loro dedizione sono apprezzati.

La nuova generazione di infermieri è la promessa di un sistema sanitario solido e resiliente per il futuro. Sostenendoli, valorizzandoli e investendo nella loro formazione e nel loro benessere, garantiremo non solo un'assistenza di qualità ai pazienti, ma anche la sostenibilità e l'innovazione dell'Infermiera.